よくみる子どもの皮膚疾患

診療のポイント&保護者へのアドバイス

編集
佐々木りか子　医療法人社団梨仁会 梨の花ひふ科院長

執筆
佐々木りか子　医療法人社団梨仁会 梨の花ひふ科院長
日野治子　公立学校共済組合 関東中央病院皮膚科特別顧問
馬場直子　神奈川県立こども医療センター皮膚科部長/
横浜市立大学皮膚科臨床教授

医学書院

〈ジェネラリストBOOKS〉
よくみる子どもの皮膚疾患
―診療のポイント＆保護者へのアドバイス

| 発　行 | 2018年7月1日　第1版第1刷Ⓒ |
| | 2023年11月1日　第1版第4刷 |

編　集　佐々木りか子

発行者　株式会社　医学書院
　　　　代表取締役　金原　俊
　　　　〒113-8719　東京都文京区本郷1-28-23
　　　　電話　03-3817-5600（社内案内）

印刷・製本　横山印刷

本書の複製権・翻訳権・上映権・譲渡権・貸与権・公衆送信権（送信可能化権を含む）は株式会社医学書院が保有します．

ISBN978-4-260-03620-7

本書を無断で複製する行為（複写，スキャン，デジタルデータ化など）は，「私的使用のための複製」など著作権法上の限られた例外を除き禁じられています．大学，病院，診療所，企業などにおいて，業務上使用する目的（診療，研究活動を含む）で上記の行為を行うことは，その使用範囲が内部的であっても，私的使用には該当せず，違法です．また私的使用に該当する場合であっても，代行業者等の第三者に依頼して上記の行為を行うことは違法となります．

JCOPY〈出版者著作権管理機構　委託出版物〉

本書の無断複製は著作権法上での例外を除き禁じられています．複製される場合は，そのつど事前に，出版者著作権管理機構（電話03-5244-5088，FAX 03-5244-5089，info@jcopy.or.jp）の許諾を得てください．

まえがき

　本書は，小児をたくさん診療してきたベテランの女性皮膚科医3名で書いた，実践的な小児皮膚科書です．
　数多ある小児の皮膚疾患の中から，外来で遭遇する機会が多い疾患だけを取り上げ，なるべくきれいな臨床写真を掲載し，診療で大切な点を強調しました．また読者の方々が悩まれることが多いと思われる「保護者への説明のポイント」も記載してあります．小児の診療は，どんなに幼い患者さんでも，ご本人の目を見て説明し，理解を得ることを忘れてはなりません．また，保護者の理解を得ない限り，ご本人に治療をなし得ないということも，大人の診療と異なる難しい点です．
　私達はその点に重きを置いて臨床経験のエキスを書き記しましたので，ぜひお手元に置いてご活用いただければ幸いです．

　さて，小児皮膚科学は，世界的にも独立した標榜を得ている国がほとんどありません．小児の耳鼻科や眼科も同様の状態だと思いますが，本来は小児にとってどれも必須の分野のはずです．
　そのような現状の中で，子どもが病気になったときに，親御さんがまずは小児科の先生にかかろうと思うのは，不思議ではありません．ですので，小児科の先生は大変だと思います．実際には小児内科がご専門ですから，ジェネラリストとして一人前になるまでには，各分野についての相当な勉強量と臨床経験が必要だと思います．
　また皮膚科医にとっても，小児は特別で難しい分野です．地域によって，あるいは大学病院となると，小児の患者さんはとても少なく，経験が不足しがちだからです．とにかく，見たことがない病気は脳内にインプットされていませんから，診断がつきません．
　そういった意味で本書は，小児の診療に携わる若手の医師にはもちろんのこと，中堅以上の医師にとっても，日常診療に役立つヒントがちりばめられていると自負しています．
　他の成書のように文献はたくさん掲載していませんが，読みやすい文章で，外来の合間や移動中に手にとって写真だけでもパラパラと見ていただくような，気軽な

書にしました．

　今後は，時代とともに変化する診療内容を加えて，さらに up to date な内容にブラッシュアップしていけますよう，末永いお付き合いをお願いしたいと思っております．

　最後になりましたが，本書を著すにあたり，優しい熱意で助けてくださった医学書院の安部直子さんに感謝いたします．

　2018 年 5 月

　　　　　　　　　　　　　　　　　　　　　　　　　　　　　　　　佐々木りか子

目次

まえがき ……………………………………………… 佐々木りか子　iii

第1章　保護者に伝えるスキンケア

小児のスキンケアの基礎知識
　　保湿薬，日焼け止め，虫よけ剤の適切な使い方 …… 佐々木りか子　2
小児のステロイド外用薬の使い方
　　乳幼児のアトピー性皮膚炎を中心に ……………… 佐々木りか子　11

第2章　湿疹・皮膚炎

乳児湿疹 ……………………………………………… 佐々木りか子　22
汗疹（汗貯留症候群） ……………………………… 佐々木りか子　29
アトピー性皮膚炎 …………………………………… 佐々木りか子　35
蕁麻疹 ………………………………………………… 佐々木りか子　45
おむつ皮膚炎 ……………………………… 馬場直子・佐々木りか子　51

第3章　感染症

【細菌性皮膚感染症】
①伝染性膿痂疹 ……………………………………………… 日野治子　58
②毛包炎，せつ ……………………………………………… 日野治子　65

【ウイルス性皮膚感染症】
①伝染性軟属腫 ……………………………………… 佐々木りか子　68
②尋常性疣贅，扁平疣贅，尖圭コンジローマ …………… 日野治子　72
③単純ヘルペス ……………………………………………… 日野治子　76

【真菌性皮膚感染症】
①白癬，カンジダ症，癜風 ………………………………… 日野治子　80

②足白癬　　　　　　　　　　　　　　　　　　日野治子　85
【ダニ・シラミによる皮膚感染症】
①疥癬　　　　　　　　　　　　　　　　　　　日野治子　89
②マダニ刺症　　　　　　　　　　　　　　　　日野治子　93
③アタマジラミ　　　　　　　　　　　　　　　日野治子　96
【発疹症（全身性）】
①麻疹　　　　　　　　　　　　　　　　　　　日野治子　98
②風疹　　　　　　　　　　　　　　　　　　　日野治子　101
③水痘，帯状疱疹　　　　　　　　　　　　　　日野治子　105
④伝染性紅斑　　　　　　　　　　　　　　　　日野治子　110
⑤手足口病　　　　　　　　　　　　　　　　　日野治子　113
⑥溶連菌感染症　　　　　　　　　　　　　　　日野治子　117
⑦突発性発疹　　　　　　　　　　　　　　　　日野治子　120
⑧伝染性単核球症　　　　　　　　　　　　　　日野治子　122

第4章　その他の皮膚疾患

尋常性ざ瘡　　　　　　　　　　　　　　　　　日野治子　126
円形脱毛症　　　　　　　　　　　　　　　　　佐々木りか子　129
虫刺症　　　　　　　　　　　　　　　　　　　佐々木りか子　134
凍瘡　　　　　　　　　　　　　　　　　　　　佐々木りか子　140
熱傷　　　　　　　　　　　　　　　　　　　　日野治子　142
薬疹　　　　　　　　　　　　　　　　　　　　日野治子　147
【角化症】
①尋常性魚鱗癬　　　　　　　　　　　　　　　佐々木りか子　151
②毛孔性角化症（毛孔性苔癬）　　　　　　　　佐々木りか子　154
【よくみる皮膚良性腫瘍】
①類表皮嚢腫（表皮嚢腫，粉瘤）　　　　　　　佐々木りか子　156

②石灰化上皮腫(毛母腫,毛根腫)・・・・・・・・・・・・・・・・・・・・・・・・・・ 佐々木りか子　158
③毛細血管拡張性肉芽腫(化膿性肉芽腫)・・・・・・・・・・・・・・・・・・ 佐々木りか子　160
【自然消退するが誤診されやすい疾患】
①肥満細胞症(色素性蕁麻疹,肥満細胞腫)・・・・・・・・・・・・・・・・・・ 佐々木りか子　162
②線状苔癬・・・ 佐々木りか子　165
③若年性黄色肉芽腫・・ 佐々木りか子　167

第5章　あざ(血管腫・母斑・血管奇形)・色素異常

あざ(血管腫・母斑・血管奇形)・色素異常の治療
　　紹介のタイミングと保険適用・・・・・・・・・・・・・・・・・・・・・・・・・・・・ 馬場直子　170
【赤いあざ(血管腫・母斑・血管奇形)】
①サモンパッチ,ウンナ母斑・・・・・・・・・・・・・・・・・・・・・・・・・・・・・・・・・ 馬場直子　177
②乳児血管腫(苺状血管腫)・・・・・・・・・・・・・・・・・・・・・・・・・・・・・・・・・ 馬場直子　180
③毛細血管奇形(ポートワイン母斑,単純性血管腫)・・・・・・・・・ 馬場直子　187
【黒いあざ】
①色素性母斑(母斑細胞母斑)・・・・・・・・・・・・・・・・・・・・・・・・・・・・・・・ 馬場直子　190
②スピッツ母斑(若年性黒色腫)・・・・・・・・・・・・・・・・・・・・・・・・・・・・・ 馬場直子　195
【茶色いあざ】
扁平母斑,カフェオレ斑・・・・・・・・・・・・・・・・・・・・・・・・・・・・・・・・・・・・・ 馬場直子　197
【青いあざ】
①太田母斑・・・ 馬場直子　202
②異所性蒙古斑・・・ 馬場直子　206
③青色母斑・・・ 馬場直子　210
【白いあざ】
①脱色素性母斑・・・ 馬場直子　212
②貧血母斑・・・ 馬場直子　217

【上皮系母斑】

①表皮母斑 .... 馬場直子 219

②脂腺母斑 .... 馬場直子 222

③平滑筋母斑 .... 馬場直子 226

④結合織母斑 .... 馬場直子 228

【色素異常】

尋常性白斑 .... 馬場直子 231

COLUMN

❶ 血管腫の新分類・病名 .... 馬場直子 174

❷ 母斑の定義と分類 .... 馬場直子 176

資料 236

索引 239

編著者紹介 245

＊第2〜5章の疾患タイトル横にある子どものイラストは，好発部位を色で示している．

表紙イラスト：藤原ヒロコ
ブックデザイン：菊地昌隆

第1章

保護者に伝える
スキンケア

小児のスキンケアの基礎知識
保湿薬，日焼け止め，虫よけ剤の適切な使い方

　スキンケアとは，外用療法とは異なる洗浄・保湿・紫外線対策などのことで，健康な皮膚にはより健康に保つ目的で，病的な皮膚には治療を補助する目的で併行して行う方法のことである．言い換えればスキンケアは，医薬部外品や化粧品に分類される製品を用いて行うことになる．

　本項では，小児科医が外来で指導するにあたり，患児の保護者から質問を受けることが多いと思われる保湿薬，日焼け止めについて述べる．さらに本来のスキンケアの目的とは異なるが，虫を媒介とする感染症が増加しているため，小児の皮膚によく使用される医薬部外品として，虫よけ剤についても述べる．

保湿薬

　皮膚は角層内に必要な水分量が維持され，常に正常な機能を保つのが理想だが，角層水分量には年齢，性別による差があり，また環境，季節などにより変化しやすい．保湿薬は皮膚に直接塗布することにより，角層に不足しがちな水分と油分を補充するために製品化されたものである．したがって，本邦で頻用されている白色ワセリンやヘパリン類似物質含有軟膏は外用薬であるが，これらによる「外用療法」は「スキンケア」との線引きはしにくい．

　角層の保湿因子としては，天然保湿因子，角質細胞間脂質，皮脂膜の三要素が必要である(図1)．したがって保湿薬は，これらの三要素に照らした成分で製造されている．

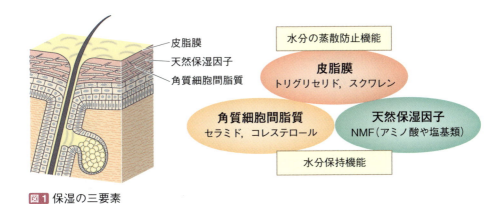

図1 保湿の三要素

皮脂膜の役目をするスキンケア製品

真皮内の皮脂腺は性ホルモン刺激により皮脂を分泌しており，これが毛孔から皮膚表面に出て汗と混合されてクリーム状の被膜を形成する．皮脂膜は，角層からの水分蒸散を防いで乾燥させにくくする役目，外界からの物質が侵入しにくいように保護する役目，ならびに皮膚表面を弱酸性に保ち病原菌の繁殖を防ぐ役目をしている．白色ワセリンなどの外用薬やオイルのような油脂を主成分とする保湿製品は，皮脂膜に代わり保護を目的とするものである．

天然保湿因子と角質細胞間脂質の役目をするスキンケア製品

角層中に水分を保持する因子として，NMF（natural moisturizing factor）とよばれる天然保湿因子と角質細胞間脂質が存在している．NMFは角化細胞（ケラチノサイト）が分化する過程でフィラグリンなどの蛋白質から作り出される，アミノ酸，尿素，乳酸，塩基類などで構成される．また角質細胞間脂質も角化細胞が分化する過程で作られ，スフィンゴ脂質（セラミドなど），コレステロール，コレステロールエステル，遊離脂肪酸などで構成されている．NMFの一種であるヒアルロン酸に類似した化学組成をもつヘパリン類似物質を含んだ軟膏（ヒルドイド®ソフト軟膏）や，市販される保湿薬にはセラミド，アミノ酸などを含有させたものがある．

小児への保湿薬の使用方法

小児は性ホルモン分泌が開始される思春期を迎えるまで，皮脂分泌量が低い．ま

た，小児の皮膚は真皮内の弾性線維やNMFが豊富で弾力があるので誤解されやすいが，皮膚の表面側は大変乾燥している．皮脂膜が形成されにくいため，経皮水分蒸散量（transepidermal water loss：TEWL）も増加していることが報告されている．小児の皮膚疾患で高頻度にみられる湿疹，細菌・ウイルス感染症を防ぐためにも，保湿は必要である．

　保湿はできるだけ全身に行うのがよく，また夜に1回入浴後に行うだけではなく，朝の起床時と，できれば昼間にも行うことが望ましい．なぜなら保湿薬が保湿力を発揮できる時間は数時間であるからで，とくに生活を始める朝に保湿をしておくと予防効果が高い．

　思春期を迎えるまでの乳幼児から学童期の小児は，皮膚に唾液，糞尿，食物，泥汚れなどが付着しやすい生活をしているので，これらを清拭や洗浄で取り除いた後そのままにせずに保湿しておくことが，小児のスキンケアの基本である．そうすることにより，小児に起こりやすい皮膚トラブルをかなり予防することができる．

季節などによる使い分け

　保湿薬には軟膏，クリーム，ローション，泡状などの製品があり，主成分は同じでもその基剤に油を多く含むか，水を多く含むかの違いで剤形が分かれている．

　皮脂膜代わりには軟膏が，角層水分保持にはクリームやローションの製品が使われることが多い．また，乾燥しやすい冬季には軟膏やクリームが，比較的乾燥しにくい夏季にはローションが使用しやすい．さらには，使用感は各個人で好みが異なるので，患者や家族の希望も取り入れながら使い分けるとよいし，効果の出方により変更の判断をすればよい．

- 小児の皮膚では保湿が重要！
- 朝と夜，全身に行うのが望ましい．
- 剤形は季節や部位，患者の好みで使い分ける．

日焼け止め（サンスクリーン）

　ヒトの健康にとって太陽光を浴びることは必要であるが，その中の約6％を占める紫外線（ultra violet：UV）は，ビタミンDを合成するなどの必要性がある一方

で，光老化や発がん性をもつことが明らかになっているため，健康のためには過度の照射を避けることが大切である．日焼け止めとして，直接皮膚に塗布する製品が世界中で作られ販売されており，小児から成人まで使用されている．

日焼け止めの成分と作用

　地球上に届いている紫外線には長波長(315〜400 nm)のUVAと，短波長(280〜315 nm)のUVBがある．地球に到達する太陽光のうち5.6％がUVA, 0.6％がUVBである．短波長のUVBは，表皮基底層に作用してメラニン細胞からメラニンを生成させ紫外線から防御する作用ももつが，多量に照射されると短時間で熱エネルギーによる炎症反応により皮膚が発赤するサンバーン(sunburn)を起こし，表皮細胞のDNAを傷害する作用がある．長波長のUVAは，皮膚の真皮層に作用し蛋白質を変性させ，皮膚の弾性線維を変性させて老化を促進し，またUVBによって生成されたメラニン色素を酸化させて褐色に変化させる(サンタン：suntan)．

　日焼け止めは，UVAとUVBの両波をカットするために作られている．主成分として，酸化チタン，酸化亜鉛などの紫外線散乱剤と，紫外線吸収剤(t-ブチルメトキシジベンゾイルメタン，メトキシケイヒ酸エチルヘキシル，オキシベンゾン-3など)がある．前者は，物理的にそれらの粒子が紫外線を散乱させて皮膚に吸収されにくくする作用であり，後者は，紫外線を吸収して熱エネルギーに変換させて皮膚外へ放出するなどの作用がある．紫外線散乱剤のほうが安全性が高いため，小児用の製品に使われることが多い．

SPF値とPA値

　本邦で市販されている日焼け止めには，UVBの防御指数としてSPF (sun protection factor)値，UVAの防御指数としてPA (protection grade of UVA)値が記載されている．SPFは国際基準だが，PAは日本化粧品工業連合会独自の基準で，ヨーロッパで使われているPPD (persistent pigment darkening)値をわかりやすくしたものである．ヨーロッパではPPD値がSPF値の1/3以上あればUVAマーク(UVAからも十分に防御できることを示すマーク)が製品につけられている．外国製品を使用する際の参考として，PPDとPAの対照表を示す 表1 ．本邦ではSPF 10〜50までの製品があり，PAは＋の数(1〜4つまで)でそれらの強さを示している．SPF値とPA値は，その日焼け止めを塗ったときに，塗らないときと比べて何倍の紫外線

表1 ヨーロッパで使用されるPPDと本邦のPAの比較

PPD 2〜4未満＝PA＋	効果がある
PPD 4〜8未満＝PA＋＋	かなり効果がある
PPD 8〜16未満＝PA＋＋＋	非常に効果がある
PPD 16以上＝PA＋＋＋＋	極めて効果がある

量を当てるとかすかに赤くなるかを示している．実際の数値の割り出し方法は，室内で太陽光に近い人工光を照射した際の最小紅斑量（MED）を基準として，日焼け止めを塗らないときに比べて塗ったときに何倍の時間長く防御できるかという実験で計算されている．実際には，塗られたものは摩擦，汗，水などで落ちてしまうので，どの製品も状況に応じて塗り替えが必要であり，2〜3時間おきには塗り替えることが推奨されている．

日焼け止めの選び方と使い方

本邦で小児への日焼け止め製品の使用試験が報告されているのは生後6か月以降の乳児であり，日本製であれば「ベビー用」「子供用」「低刺激性」「敏感肌用」と表記された製品を選べば安全性が高い．日焼け止めは，いつ，何をするかによって選ぶようにする．日常使用するのであれば低い効果のもので十分であるし，炎天下でのスポーツ，戸外活動，海水浴などのときには効果が高く，耐水性のものを選ぶとよい．

塗布方法は**図2**を参照されたい[1]．小児が使用するものは，成人女性が使うような化粧品と異なり，使用後は一般的な石鹸やボディシャンプーをよく泡立てて丁寧に洗えば落ちる．

日焼け止めを使用する前に

小児の過度の日焼けを防止することは，近年の地球温暖化による高温環境の中，増加する熱中症対策にもつながると考える．紫外線対策としては，戸外へ出る日はUVインデックス[1]を利用して日陰を選び，衣類，日よけ，サンバイザー，帽子の着用を心がけさせる．一方で，血中ビタミンD不足を避けるべく，必要量の紫外線は浴びるように外出をしたり，ビタミンDを含む魚類などの摂取を親子ともに心がけるように指導する．場合によっては，ビタミンDの補給にサプリメントを

> **説明書にある使用量をしっかり塗りましょう**
>
> ●顔に使用する場合
>
> クリーム状にでるタイプの日やけ止めはパール粒1個分，液状にでるタイプは1円硬貨1個分を手のひらに取る．額，鼻の上，両頬，アゴに分けて置き，そこからまんべんなくていねいに塗り伸ばす．そのあともう一度同じ量を重ねづける．
>
>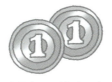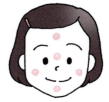
>
> クリーム状（パール粒×2）　　　液状（1円硬貨大×2）
>
> ●腕や脚など広範囲に使用する場合
>
> 容器から直接，直線を描くようにつけてから，手のひらでらせんを描くように均一にムラなく伸ばす．
>
>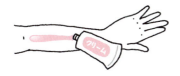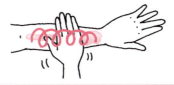

図2 日焼け止め剤の上手な塗り方
（環境省：紫外線環境保健マニュアル2015．http://www.env.go.jp/chemi/matsigaisen2015/full.pdf より）

利用するのも一法である．

- 生後6か月以降に，小児用の日焼け止めを！
- SPFとPAは目的に合わせて選び，2～3時間おきに塗り替える．
- 過度の日焼けは防止するが，必要量の紫外線は浴びる．

虫よけ剤

　直接肌に付ける「虫よけ剤」は，本邦でも1980年代から普及した．これまでほとんどの虫よけ剤の主成分は1957年より米国が民生用に使用した（元は軍事用に開発された薬剤）ディート（DEET）であったが，1986年にドイツ・バイエル社がディートに代わるものとしてイカリジン（Icaridin）を開発した．ディートに比べて

皮膚刺激性が少ないため，本邦でもディートに代わる安全性の高い虫よけ剤として，2015年よりイカリジン含有製品が販売されるようになった．

ディートもイカリジンも，昆虫の感覚子上の受容体に作用し，昆虫のもつ二酸化炭素感知や温度感覚，嗅覚を麻痺させ，ヒトなどの吸血源の認知を阻害するものと考えられている．

効能・効果

ディートは蚊だけではなく，ブヨ(ブユ)，サシバエ，イエダニ，トコジラミ(南京虫)，ノミ，ツツガムシ，マダニ，ヤマビルに対して忌避効果が認められているのに比べ，イカリジンの効果は蚊，ブヨ，アブ，マダニと，前者に比べて限定されている．

ディートは，急激に一定量を経口摂取した場合や慢性的に皮膚使用した場合に，血圧低下，痙攣，発疹などを起こす毒性がある．そのためディートは2016年まで医薬品12％濃度，医薬部外品10％濃度のみが販売され，イカリジンも医薬部外品5％濃度の製品のみが市販されていた．

しかしここ数年，これまでにはほとんど報告がなかったデング熱，ジカ熱，マラリアのような蚊を媒介とする重篤な感染症の症例が増加するようになり，厚生労働省はディート30％含有，イカリジン15％含有の製造販売承認の迅速検査を発表した．これを受けて開発が進み，2016年より30％ディート含有製品とイカリジン15％含有医薬部外品が発売されるようになった．

小児へ使用する際の注意点

ディート含有製品は小児(12歳未満)への使用回数を制限しており，6か月未満の乳児や顔への使用を禁じている．これに対し，イカリジン含有医薬部外品〔フマキラー(株)天使のスキンベープ®など〕は，乳幼児も含めて小児への使用制限がなく，顔も含めて使用できる．効能効果は限られるがアロマオイルを使用した製品の効果はほとんど期待できなかったので，体質的に虫刺されの反応が強い乳幼児には使用しやすい製品である．

使用方法

虫よけ剤の種類には，スプレータイプ(エアロゾルタイプ，ポンプタイプ)，塗る

タイプ（ティッシュタイプ，液体タイプ）がある．

　スプレータイプは皮膚から 10 cm ほど離して噴霧するが，簡便に広い部位に素早く噴霧できるのが長所である一方，吸入する可能性が高いこと，塗布部位がはっきりしないことが欠点である．ディート含有製品は成人の顔や首に使用するときに吸入しないように注意を促しており，小児の顔面への使用を禁止している．イカリジン含有製品は小児の顔にも使用できるが，顔や首に直接噴霧するのは避け，いったん大人の手掌に噴霧したものを塗布したほうが安全である．また両者とも，上腕内側などに一度試用してかぶれが起こらないかを試してから，広範囲に使用するほうがよい．

　忌避効果の持続時間は 6～8 時間とされているが，発汗量の多い小児は 2 時間ほどしたら付け直すのが効果的である．

虫よけ剤の前に大切なこと

　虫よけ剤を使用する以前に最も大切なことは，衣類で虫を防御することである．日常，蚊が多く生息する草木や水のある場所に行くとき，また海や山のアウトドアライフを楽しむときには，大人も子どもも長袖・長ズボンを着用し，肌を露出しないようにすること，また袖口，襟首，ズボンの裾から虫が侵入しにくいような着方を工夫することである．

皮膚炎のある小児への使い方

　アトピー性皮膚炎のような皮膚にトラブルがある小児に虫よけ剤を使用するときは，外用薬や保湿薬を塗布した上から使用したほうが安全である．また，それらの小児が日焼け止めと虫よけ剤を同時に使用するときには，①保湿薬（外用薬），②日焼け止め，③虫よけ剤の順に使用する．①を最初に外用するのは②や③の刺激を受けにくくするためであり，③を最後にするのは，空中に飛散して効果を発揮しやすくするためである．いずれも，びらん，傷がある部位は避けて使用させる．

　②③ともに塗布後 2～3 時間ほどしたら，発汗により効果は薄れると考えられ，途中で塗布し直す必要がある．また汗を拭いたら，そのたびに付け直す必要がある．帰宅後に，これらは一般的な洗浄料で洗浄すれば落とせるが，その後の乾燥を防ぐために保湿を行っておくとよい．

- イカリジン含有製品は小児へも使用しやすい．
- 皮膚トラブルのある小児には，①保湿薬（外用薬），②日焼け止め，③虫よけ剤の順で．
- まずは衣類で虫を防ぐ！

　小児の皮膚は発達途中で未熟であるが，スキンケアを行うことにより皮膚疾患を未然に防ぐことができる．小児科医が外来で皮膚の相談を受けることは少なくないと考えるが，とくにスキンケアについては保護者が自宅で実践することになるので質問も多く，またそれに回答できる知識があれば外来指導に大いに役立つであろう．その際には，正しく小児の皮膚を理解しておくことが必要であるし，新しいスキンケア製品についても知っておくと便利である．

文献

1) 環境省：紫外線環境保健マニュアル 2015．http://www.env.go.jp/chemi/matsigaisen2015/full.pdf（最終アクセス 2018 年 6 月）

（佐々木りか子）

小児のステロイド外用薬の使い方
乳幼児のアトピー性皮膚炎を中心に

　ステロイド外用薬（副腎皮質ホルモン外用薬）が使用される小児の皮膚疾患の中で、日常最も高頻度にみられる疾患は湿疹・皮膚炎群である．その中でも使用される頻度が高く、なおかつ長期の使用を必要とする疾患はアトピー性皮膚炎（atopic dermatitis：AD，→ p 35）である．その他、乳幼児のおむつ皮膚炎を代表とする一次性接触皮膚炎、あるいはアレルギー性の接触皮膚炎、また虫刺性皮膚炎などが挙げられる．

　ステロイド外用薬は、本邦および海外のアトピー性皮膚炎診療ガイドラインにおいて、患者の年齢を問わず治療のファーストラインにおかれている．ステロイド外用薬にはその血管収縮作用の程度により5段階の強さのランクがあり（表1）[1]、皮膚の炎症の程度や身体部位により、その強さを使い分けることが推奨されている．

　本項では、ステロイド外用薬の使用方法が最も論議されるADについて、小児科で相談を受けることが多い乳幼児期を中心に述べる．

乳児ADに対するステロイド外用薬の使い方

乳児ADの診断と予後

　乳児ADは生後6か月までに発症することが多いが、とくに生後2～3か月から頭部・顔面・頸部に始まり、1か月ほど遅れて体幹・四肢にも症状が現れる場合がほとんどである．乳児ADは2歳までの寛解率が平均7割であるから[2]、少なくとも1歳6か月～2歳までは症状が続くと考えなければならない．

表1 ステロイド外用薬のランク

ストロンゲスト
　0.05% クロベタゾールプロピオン酸エステル(デルモベート®)
　0.05% ジフロラゾン酢酸エステル(ジフラール®, ダイアコート®)

ベリーストロング
　0.1% モメタゾンフランカルボン酸エステル(フルメタ®)
　0.05% 酪酸プロピオン酸ベタメタゾン(アンテベート®)
　0.05% フルオシノニド(トプシム®)
　0.064% ベタメタゾンジプロピオン酸エステル(リンデロン® DP)
　0.05% ジフルプレドナート(マイザー®)
　0.1% アムシノニド(ビスダーム®)
　0.1% 吉草酸ジフルコルトロン(テクスメテン®, ネリゾナ®)
　0.1% 酪酸プロピオン酸ヒドロコルチゾン(パンデル®)

ストロング
　0.3% デプロドンプロピオン酸エステル(エクラー®)
　0.1% プロピオン酸デキサメタゾン(メサデルム®)
　0.12% デキサメタゾン吉草酸エステル(ボアラ®, ザルックス®)
　0.1% ハルシノニド(アドコルチン®)
　0.12% ベタメタゾン吉草酸エステル(ベトネベート®, リンデロン® V)
　0.025% フルオシノロンアセトニド(フルコート®)

ミディアム
　0.3% 吉草酸酢酸プレドニゾロン(リドメックス®)
　0.1% トリアムシノロンアセトニド(レダコート®)
　0.1% アルクロメタゾンプロピオン酸エステル(アルメタ®)
　0.05% クロベタゾン酪酸エステル(キンダベート®)
　0.1% ヒドロコルチゾン酪酸エステル(ロコイド®)
　0.1% デキサメタゾン(グリメサゾン®, オイラゾン®)

ウィーク
　0.5% プレドニゾロン(プレドニゾロン®)

米国のガイドラインではステロイドを7つのランク(Ⅰ. very high potency, Ⅱ. high potency, Ⅲ-Ⅳ. medium potency, Ⅴ. lower-medium potency, Ⅵ. low potency, Ⅶ. lowest potency)に, ヨーロッパでは4つのランク(very potent, potent, moderately, mild)に分けている. 海外の臨床試験データを参考にする場合には, 日本とはステロイド外用薬のランクの分類が違うことに注意する必要がある.

〔日本皮膚科学会(編):アトピー性皮膚炎診療ガイドライン2016年版. 日皮会誌126(2):121-155, 2016 より〕

顔面への使用方法

　乳児ADは顔面に症状が強いのが特徴である. したがって, 前述のように乳児ADの寛解時期を平均2歳と考えれば, 顔にも1〜2年の使用が必要になる可能性が大きいことを念頭において, 治療にあたる必要がある.

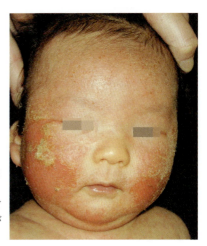

図1 乳児アトピー性皮膚炎の顔面の所見(2か月児)
顔面の急性期の症状．頬や下顎の凸部に紅斑，滲出液，軽度びらんを生じる．患児は，瘙痒感で母親の胸などに頬を擦りつける．鼻唇溝や頤の凹部には炎症所見がみられない．

　ステロイド外用薬を処方する場合，経皮吸収量が多い顔面には副作用を出さないよう，とくに注意を払う必要がある．しかし一方で，小児の顔面への使用が慎重になりすぎて，たとえば「3日以上は使用してはいけない」とADの炎症が寛解しないうちに中止させると，ADの場合はすぐに症状が再燃するため，それ以来ステロイドは怖くて使えなくなったと相談に来る保護者が多い．乳児の顔の症状のコントロールをしっかりと行い，保護者を不安から解き放つことが治療の第一歩である．
　では，どのようにしたら乳児の顔に副作用を出さないよう使用できるだろうか．

■ 顔面のステロイド外用治療のコツ

　ここでは，顔に中等度の炎症所見を繰り返す例(図1)について述べる．
　多数の乳児ADの患者をみると，顔面の症状には共通した特徴があることに気づく．両頬部から下顎の凸部に炎症が強くみられ，鼻唇溝から頤のくぼんだ皮膚には炎症所見がほとんどみられない．ADは皮膚最外層である角層のバリア機能障害による疾患である．乳児の顔の皮膚は，抱かれた人の衣類，シーツなどの寝具，顔を拭く布などにより摩擦が強く起こる凸部にさらにバリア機能破壊が起こり，外的な物質が侵入しやすくなると考えられる．また，これらはかゆみが強いため，患児は手で掻いたり，母親の胸やシーツに患部をしきりと擦りつける動作を繰り返し，さらにバリア破壊が起こるという悪循環が繰り返される．滲出液が出るのは急性湿疹の特徴であり，細菌感染と誤解してはならない．
　乳児ADの顔の症状は一部の重症な子どもを除いて，大半はミディアムクラス

のステロイド外用薬でコントロールできる．ステロイド外用薬は初診から最低2週間継続使用すると，いったん炎症は寛解する．塗布回数は，理論的なデータは別として，繰り返し流れる唾液により塗布した外用薬が落ちることを考え，数時間ごと，すなわち朝昼晩1日3回の使用が必要である．そして，2～3日で血管収縮作用により赤みが取れても，炎症は続いているため中止しないように指導して，初診から1～2週間後には必ず受診してもらい症状が寛解しているかどうかを確認する．

眼瞼部のステロイド外用薬の使用は，ミディアムクラスであっても眼圧が上昇することが報告されているので，2週間以内の連用にとどめるべきであり，2歳以上であればタクロリムス軟膏を処方する．

■並行して行うべきスキンケアの指導

さらに大切なことは，その後の治療と予防である．いったん寛解してからの治療手段とスキンケア指導が，保護者のドクターショッピングを止めるためにも大変大切である．

乳児の顔をよく観察すると，口の周りの唾液が流れる道筋はだいたい決まっていることがわかるが，唾液貯留時間が長いところほど強い紅斑が起きている．また指しゃぶりをする乳児は好んでしゃぶる指が決まっていることが多く，その指に症状が強く起こる．すなわち乳児の顔の皮膚炎はprimary irritantにより起きている可能性が高いと考えられ，頬や下顎(ないしは頸部)に付着した唾液・母乳・ミルク・食物などをこまめに処理する必要がある．また清拭しただけでは予防効果は上げられず，必ず清拭処置の後にバリア作りのための保湿を施すことが大切である．

この保湿には，撥水作用で唾液などの侵入を防げる白色ワセリンを代表とする油脂性基剤の軟膏がよい．乾いたガーゼで拭き取ると摩擦するので，水か湯で濡らした柔らかいタオルで優しくぬぐうほうがよいが，この予防的なスキンケアでステロイド外用薬の必要性を相当下げることができる．そのためには実施回数も重要で，筆者の臨床経験からは1日に20回以上行う必要がある．これを実行するには，乳児を世話する人がすぐに手に取れる場所に拭くものとワセリンを1セットにして置いておくとよいので，各部屋および洗面所に1つずつと，外出用のバッグには常に入れておくなど，細かい指導が必須である．これを実行するのはなかなか難しいが，実行できればステロイド外用薬がほとんど不要になることが多い．

保育園児への対応は悩ましいが，与薬指示書を利用するなど，できるかぎり保育園側に働きかけを行うようにするしかない．

表2 6か月間のステロイド外用薬使用量調査(対象患者数 1,271 例)

	2歳未満	2歳以上13歳未満	13歳以上
顔面	10 g 以内	15 g 以内	35 g 以内
被髪頭部	10 g 以内	10 g 以内	65 g 以内
体幹・四肢	75 g 以内	130 g 以内	280 g 以内
総量	90 g 以内	135 g 以内	304 g 以内

患者の 90% は上記の使用量以内であった．急性増悪した患者はこの限りではない．ステロイド外用薬のランクは診療ガイドラインに従って選択する．
　ほとんどの患者はコントロール可能であったが，6 か月間でコントロール不良の患者が，2 歳未満で 7%，2 歳以上 13 歳未満で 10%，13 歳以上で 19% に認められた．コントロール不良例(治療 6 か月後も重症度が重症・最重症の例，あるいは重症度が悪化した例)では，治療の説明・教育への再配慮，ステロイド外用量の調節やランクの変更，タクロリムス軟膏との使い分け，患者の精神的不安への配慮，紫外線療法や漢方療法などの補助療法の併用なども考慮されるべきである．
　ステロイド外用薬による毛細血管拡張や皮膚萎縮の副作用は，罹病期間が長くなるにつれて起こりやすい．また顔面では 6 か月間で 20 g 以上使用する症例に多く，体幹・四肢では男性に多く，6 か月間で 500 g 以上使用する症例に多い．
〔Furue M, et al : Clinical dose and adverse effects of topical steroids in daily management of atopic dermatitis. Br J Dermatol 148(1) : 128-133, 2003 より〕

ステロイド外用薬の切り方

　いったん寛解した後，ステロイド外用薬はどのように漸減していけばよいのだろうか．古江らは，顔面に 6 か月間ステロイド外用薬を使用した際に，副作用を出さないための安全な「総使用量」を報告している(表2)．これを 1 か月単位で計算して，それ以下の量で使用し，2〜4 週ごとに定期的に受診してもらう．漸減にはまず，外用回数が 3 回/日であったものを約 2 週間後には 2 回/日に減らし，その後は徐々に 1 回/日へと導く．このためには，上記のスキンケアが最も大切な予防方法であることを保護者に説明し，実行するよう指導する．

- 乳児の顔面にはミディアムクラスのステロイドを 1〜2 週間使用し，寛解を確認する．
- 眼瞼部はミディアムクラスでも 2 週間以内の連用にとどめ，2 歳以上ならタクロリムス軟膏を使用する．
- 何よりスキンケア(清拭・保湿)が大切！

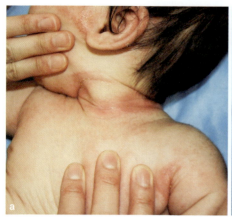 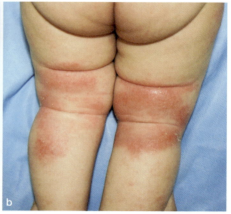

図2 乳児アトピー性皮膚炎の所見（4か月女児）
a：耳の前後，頸部，腋窩にみられる湿潤した紅斑や落屑痂皮．
b：両側膝窩の湿潤性湿疹．

顔面以外への使用方法

　頸部，耳の周囲，体幹，四肢への外用方法について述べる．ADは，どの年齢においても頸部，耳および耳の周囲，四肢の関節屈側の皮膚に強く炎症が起こり（図2），瘙痒感が強いが，乳児も然りである．

　体幹・四肢の皮膚には細かい丘疹が多発している（図3）が，乳児期にはいわゆる鳥肌用皮膚とよばれる毛孔一致性丘疹（→p 18）が目立たない．そのため保湿薬を全体に外用し，炎症所見の目立つ部位にステロイド外用薬を塗布させる方法が一般的に行われている．軽症の場合はそれでコントロールできることもあるが，中等度以上の症例の場合は良好な経過が得られない．さらに乳児期に寛解せず幼児期に至っても慢性経過を取る症例は，毛孔一致性丘疹が目立つようになり，関節部の湿疹病変は苔癬化して，全身的にコントロールできるステロイド外用薬の塗布方法を検討する必要性が高くなる．乳児期も含めてこれらの症例のコントロールには，前述した6か月間の安全総使用量を参考にして1か月単位の体幹・四肢への塗布量を決め，湿疹があまり目立たない部位も含めて広く塗布させる．保湿薬とステロイド外用薬の混合処方は1つの有効な手段である．

　皮膚の単位面積あたりの発汗量が成人に比べて多い乳幼児であるから，体幹・四肢への外用回数は1日に朝昼晩の3回行えればコントロールは良好である．顔面

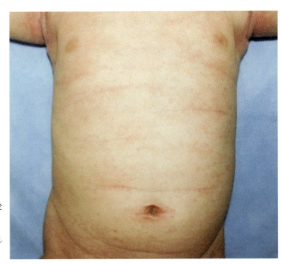

図3 乳児アトピー性皮膚炎の体幹部の所見(4か月女児)
軽度だが広く紅色丘疹,乾燥がみられる.

と同様に,初診から2週間は1日3回として寛解に持ち込み,その後は2回に減らし,やがて1回へと導く.ステロイド外用薬を2回に減らした場合は保湿薬を1回,1回に減らしたときは保湿薬を2回塗布させる.このステロイド外用薬塗布の回数の漸減にかける期間は,症例により異なるので一概には述べられないが,平均半年～1年の時間が必要である.

一方で,保湿薬による予防も併行して行うのが重要であるが,保育園児や幼稚園児の生活を考えると,1日3回のケアを求めるのは難しい.そこで,朝晩だけは必ず,全身の保湿ケアを行うことが重要である.現在の保湿薬の効果的な持続時間は数時間が平均であり,夜の入浴後に施した保湿薬が朝まで効果を出すことはないと考えなければならない.朝はバリアを作ってから生活を始めるように指導する.朝の保湿ができるか否かは,ステロイド漸減を早めるためのキーである.

- 6か月間のステロイド外用薬の安全総使用量を参考にする.
- 湿疹が目立たない部位も含め広く塗布する.
- 保湿薬とステロイド外用薬の混合処方が有効.

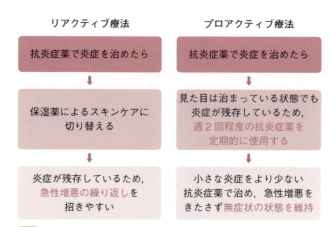

図4 リアクティブ療法とプロアクティブ療法
〔Hanifin J, Br J Dermatol 147（3）：528-537, 2002／Paller AS, Pediatrics 122（6）：1210-1218, 2008／Wollenberg A, Allergy 63（7）：742-750, 2009 を参考に作成〕

リアクティブ療法とプロアクティブ療法

　AD治療におけるプロアクティブ療法（proactive therapy）は，Hanifin, Paller, Wollenbergらがタクロリムス軟膏による予防的間欠投与の臨床研究で提唱した[3〜5]．従来ADの治療は，抗炎症薬により症状が寛解した後は保湿外用薬で維持する方法が常識的であった．しかし指導された患者はステロイドを塗ればよくなるが，やめると悪化することを繰り返すだけとなり，寛解期を長く維持することはできない．悪化させては薬を求めて外来受診することを繰り返す治療法，すなわちリアクティブ療法（reactive therapy）が広く行われているのが現実である（図4）．

　なぜ保湿薬だけでは，寛解期を長く維持することができないのであろうか．前項「顔面以外への使用方法」でも触れたように，毛孔一致性丘疹（図5a）は赤みが少ないため炎症はないと判断され，かつての著書や文献では「無湿部（非湿疹部）」と記載されてきた症状である．しかし実際には，病理組織学的に表皮基底膜は肥厚し，血管周囲性のリンパ球浸潤などの炎症所見がある（図5b）ことがわかっており，瘙痒感もある．またADは急性期だけではなく慢性期にも，表皮内にIgE受容体をもった炎症性樹状細胞が無湿部にも豊富に存在していることが報告されている[6]．乳児ADでも注意深く診察をすると，一見湿疹病変が目立たない体幹や四肢にも，わずかな赤みをもつ丘疹が広く存在していて，全く無疹といえる部位はない．

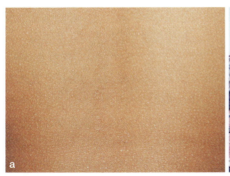
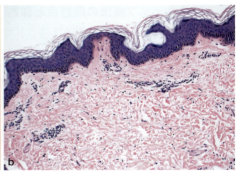

図5 赤みのない毛孔一致性丘疹にも炎症がある
a：アトピー性皮膚炎の毛孔一致性丘疹．
b：aの病理組織所見．基底層の液状変性，炎症性リンパ球浸潤がみられる．

　この軽微だが慢性的に炎症が続く状態を前もって治療していくのがプロアクティブ療法，すなわち予防的間欠投与方法である．前述した漸減方法は，この間欠投与につながるものである．

　プロアクティブ療法では，週2回程度の抗炎症薬を定期的に外用することで軽微な炎症をより少ない抗炎症薬で治療し，急性増悪を防いで長期間無症状の状態を維持することを目的としている．プロアクティブ療法は，長期使用により出現する皮膚萎縮や毛細血管拡張などの局所的副作用を防ぐことができ，とくに中等症～重症のADにおいて総使用量を減らすことにつながる[7]．

　筆者の経験からは，毎日の継続外用からすぐに週2回の間欠投与にもち込めることは少ない．やはり隔日投与から，2日おき，3日おきともち込むとよい．Hanifinらは1日2回のフルチカゾンプロピオン酸エステル外用で軽快させたのち，週4回の外用に減らして4週間みてから週2回のプロアクティブ療法に移行しているが[3]，皮疹軽快後すぐにプロアクティブ療法に移行させた他の報告[6]よりも再燃防止効果が高い．本邦ではFukuieらが小児重症ADに対して2年間プロアクティブ療法を行ったところ，継続的に行った児では，継続できなかった児に比べて総血清IgE値および卵白と牛乳の特異的IgE値が有意に低下していたことを報告している[7]．すなわち，プロアクティブ療法が食物アレルギーやADの予後を改善させる可能性を示唆している．

■ プロアクティブ療法の問題点と課題

　プロアクティブ療法にも課題は残されている．いつ治療を中止するかの明確な基準がないこと，2年以上の長期データが不足していることなどが今後の課題である．

　また日常臨床では保護者に，一見正常に見える子どもの皮膚に外用を続けさせるのは容易なことではない．ただし医師の指示を守らずに中止すると，徐々に再燃をみることで患者家族はその必要性を実感する．間欠投与の間隔も，皮疹の再燃してくる日にちを患者側が伝えてくれることで決められる．この治療を行ううえで不可欠なことは，患者に1～2か月に1回定期受診させ，大きな悪化なくほぼ安定した状態のうちに診察することであり，それにより初めて漸減や間欠投与が可能になる．受診した際には，全身の皮膚をよく診察して，局所的な副作用が出ていないかにも留意する必要がある．

- 症状が治まったようにみえても，週2回程度は抗炎症薬を塗布するプロアクティブ療法が有効．
- 間欠投与への移行は，少しずつ回数を減らしていく．

文献

1) 日本皮膚科学会アトピー性皮膚炎診療ガイドライン作成委員会：アトピー性皮膚炎診療ガイドライン2016年版．日皮会誌 126(2)：121-155, 2016.
2) 下条直樹：アトピー性皮膚炎の疫学．日医雑誌 140(5)：959-962, 2011.
3) Hanifin J, et al：Intermittent dosing of fluticasone propionate cream for reducing the risk of relapse in atopic dermatitis patients. Br J Dermatol 147(3)：528-537, 2002.
4) Paller AS, et al：Three times weekly tacrolimus ointment reduces relapse in stabilized atopic dermatitis：a new paradigm for use. Pediatrics 122(6)：e1210-1218, 2008.
5) Wollenberg A, et al：Proactive treatment of atopic dermatitis in adults with 0.1% tacrolimus ointment. Allergy 63(7)：742-750, 2008.
6) Schmitt J, et al：Efficacy and tolerability of proactive treatment with topical corticosteroids and calcineurin inhibitors for atopic eczema：systemic review and meta-analysis of randomized controlled trials. Br J Dermatol 164(2)：415-428, 2011.
7) Fukuie T, et al：Proactive treatment appears to decrease serum Immunoglobulin-E levels in patients with severe atopic dermatitis. Br J Dermatol 163(5)：1127-1129, 2010.

〈佐々木りか子〉

第2章

湿疹・皮膚炎

乳児湿疹
infantile eczema

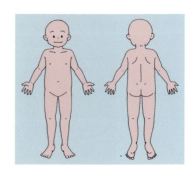

乳児期早期の湿疹をみたときに

　ヒトの子どもは湿疹を生じやすいが，それは新生児期を含めた乳児期の皮膚生理によるところが大きい．また湿疹とは別に，高頻度にみられる「新生児期の生理的皮膚変化」とよばれる皮膚症状がある．これらは平均生後2か月までに自然消退することが多いため，ほとんどが放置され診断がつけられていない．湿疹変化と混在する場合も少なくないので，これらについても乳児健診にあたる医師は知っておくべきである．本項では，その中でもアトピー性皮膚炎と鑑別を要するものについて述べ，治療やスキンケアについても軽く触れる．

　さて日常，外来診療をしていると，子どもの湿疹が続いていて何軒か医療施設を変えたがよくならないと受診した保護者は，治療を求める中で「アトピーなのかどうか？」を知りたがっていることがよくある．保護者がアトピー性皮膚炎を治りにくい病気ととらえて将来を心配していることは確かだが，どの医師からもはっきりと診断がなされず「乳児湿疹でしょう，まだアトピーとはわからないから」と言われているのも理由として大きいと考える．

　いわゆる乳児湿疹とアトピー性皮膚炎，これらの異同と鑑別は長い間論議され，いまでも明快にされていないが，実はそれほど難しい問題ではないと考えている．

いわゆる乳児湿疹とアトピー性皮膚炎の鑑別

　新生児期から乳児期早期には，後述する新生児期の生理的皮膚変化がみられる．よく知られている乳児脂漏性皮膚炎（infantile seborrheic dermatitis）も高頻度にみられるが，多くの場合，生後2か月くらいまでに無治療でも自然消退する．また，

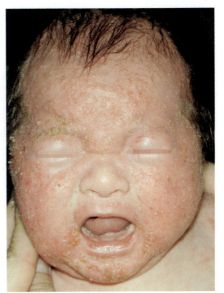

図1 乳児脂漏性皮膚炎からアトピー性皮膚炎に移行していると考えられる2か月乳児
頭皮，眉毛部に脂漏性痂皮を付着，前額や頬にはざ瘡も併発している．乾燥もみられ，自分の手で搔破するような行動がみられる．

これらが併発する場合も少なくない．一方，アトピー性皮膚炎も生後2か月前後に頭部顔面から発症することが多く，しかも上記の新生児期の生理的皮膚変化や乳児脂漏性皮膚炎から移行する場合(図1)も多いので，新生児期から生後2か月くらいまでの間は，相互の鑑別がつきにくい．

　したがって，これらを総称して，乳児湿疹(infantile eczema)という疾患名が使用されているのが通例である．最も臨床的に問題となるのは，自然消退する皮膚変化と慢性経過をとるアトピー性皮膚炎とを鑑別できているかどうかである．生後3〜4か月で行われる乳児健診では，とりあえず「乳児湿疹」と診断をつけられていることが多いが，本来はしっかりと疾患を鑑別することが大切である．いわゆる乳児湿疹とアトピー性皮膚炎との鑑別は難しいといわれるが，難しいのは発症し始めたころの「顔面や頭頸部にしか症状がないとき」である．この時期でも後述するアトピー性皮膚炎の皮膚症状を見極めることが大切で，案外見落とされがちだが「瘙痒感(かゆみ)の有無」に着眼することで鑑別は容易になる．さらには，その後の経過をきちんと追い，体幹・四肢にもアトピー性皮膚炎の特徴ある所見が生じてくることを診察するべきである．

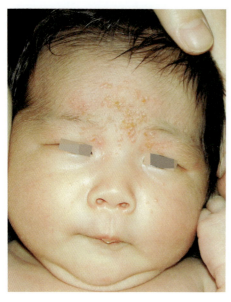

図2 新生児ざ瘡（1か月男児）
前額，鼻翼，頬に，脂漏や脂漏性痂皮をつける毛孔一致性のざ瘡様丘疹が多発する．

新生児ざ瘡（ざ瘡様変化）および乳児脂漏性皮膚炎（乳児脂漏性湿疹）

　生後まもなくから2か月くらいまでの乳児の前額部や上頬に，ざ瘡様の変化をきたした場合は，新生児ざ瘡（acne neonatorum）あるいは新生児ざ瘡様変化（真性のざ瘡と病態が異なるという考え方がある）（図2）とよぶ．また，頭皮（図3），前額，眉毛部，上頬部，腋窩などの脂漏部位[*1]に黄色の脂漏や脂漏性痂皮，鱗屑が付着し，紅色局面を形成するものを乳児脂漏性皮膚炎（図4）とよぶ．これらは通常，瘙痒感を伴わない．

　新生児は母体由来の性ホルモンも残存しているが，生後から3～4か月まで，自身で（とくに男児は）テストステロン分泌を盛んに行っている．そのため，性ホルモン支配を受けている皮脂腺から皮脂が多く分泌され，脂漏部位に上記の症状が現れる．皮脂中のトリグリセリドが皮膚常在菌（とくに皮膚常在酵母菌である *Malassezia restricta*）により分解されて，分解産物である遊離脂肪酸が皮膚にざ瘡様変化や

[*1] 脂漏部位（seborrheic zone）：皮脂腺は，手掌と足底を除く全身皮膚と一部の粘膜に存在するが，とくに数が多く皮脂腺組織自体が発達している部位を，本邦では脂漏部位とよぶ（海外では使われない）．被髪頭部，前額，眉間，鼻翼，鼻唇溝，胸骨部，腋窩，臍囲，外陰部．

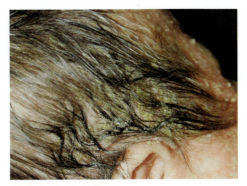

図3 頭皮の乳児脂漏

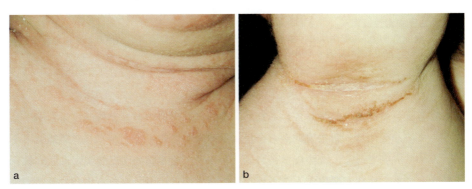

図4 乳児脂漏性皮膚炎
頸部（a），腋窩（b）にみられる紅斑，丘疹，脂漏，痂皮．

刺激性皮膚炎を起こすと考えられている．

治療

治療やスキンケアとして，以下を行う．

■ 洗浄

洗浄には湯や水だけではなく，低刺激性（あるいはベビー用）の洗浄料を用いるとよい．顔や体には皮膚用が，頭皮には頭皮用が向いている．指の腹を用いて脂漏をしっかりと洗い落としてから，よくすすぐ．原則1日1回にする．

■ 保湿

脂漏性変化がある時期には保湿は不必要と考えられている傾向があるが，脂漏部

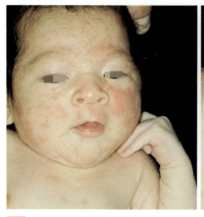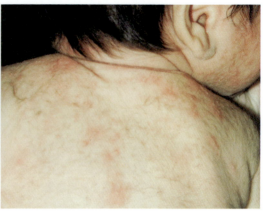

図5 新生児中毒性紅斑
生後〜2週目くらいから発生する．中央に白色丘疹をもつ小紅斑が顔面，体幹とくに上背部に多発する．6〜8週間ほどの経過で消退する．

位を除き全身の皮膚は乾燥しているため，洗浄後は角層のバリア機能は落ちる．したがって洗浄後には，新生児期から全身に保湿をしておくことがバリア機能低下を防ぐために大切である．洗浄後であれば，新生児ざ瘡や脂漏性皮膚炎に油脂性軟膏を塗布しても，症状が悪化することはない．軽度の炎症所見がある場合には，治療として亜鉛華軟膏，非ステロイド性抗炎症外用薬，ミディアムクラスのステロイド外用薬を，ざ瘡や脂漏性皮膚炎には，マラセチアに感受性のある抗真菌外用薬を用いることもある．

鑑別疾患

新生児ざ瘡の鑑別疾患は，新生児中毒性紅斑[*2]（図5），乳児膿疱性好酸球性毛包炎，疥癬（→p 89），単純ヘルペス（→p 76）などがある．

乳児脂漏性皮膚炎の鑑別疾患は，アトピー性皮膚炎（→p 35），尋常性魚鱗癬（→p 151），Letterer-Siwe病などがある．

[*2] **新生児中毒性紅斑**（toxic erythema of the newborn, erythema toxicum neonatorum）：体幹，顔面に好発する多発性の小紅斑．中央に白い丘疹〜膿疱をみるのが特徴．膿疱は好酸球性で，だいたい生後8週までに自然消退する．原因不明．

保護者への説明のポイント

　保護者には，生理的な変化であるので 2 か月ほどで自然消退することを説明し，上記の洗浄と保湿のスキンケアを指導する．一番問題となるアトピー性皮膚炎との鑑別点としては，瘙痒感の強さと特徴的臨床症状（後述）をみる．そして 2 か月以上の経過をとり，症状が体幹・四肢にも及ぶかをみるため，しばらく継続して受診するように指導する．

乳児のアトピー性皮膚炎を診断するには

　海外・本邦にはいくつかのアトピー性皮膚炎診断基準が存在するが，それらに共通した点をまとめると，①瘙痒，②慢性的な経過（乳児は 2 か月以上），③皮膚の臨床的特徴所見，の 3 つになる．つまり，かゆくて 2 か月以上続いている湿疹をみたら疑いは強まるが，まれではあるが疥癬や Letterer-Siwe 病にもかゆみがあるので，注意が必要である．診断で最も重要なのは特徴ある症状を見極めることである．

　アトピー性皮膚炎は乳児期，小児期，思春期・成人期と，年齢により臨床的特徴が変化する．乳児期は軽い症状の子どもが多いためアトピー性皮膚炎と診断されていないことも多いと考えるが，症状は軽くても臨床的な特徴はあるので，下記を参考にされたい．

■ 乳児期の皮膚症状の特徴をとらえるコツ

　ほとんどの患者は最初，頭，顔，首，耳にかゆみの強い紅斑，乾燥，丘疹から発症する．患児がかゆいかどうかを保護者はわからないことが多いので，問診で聞き出さなくてはならないことに注意する．「寝具や抱かれた母親の胸に顔を擦りつけませんか？」「耳や頰を手で擦りませんか？」，また，からだにも湿疹が出ている場合は，「頭部や背中を寝具に擦りつけるために，からだをくねくねしませんか？」「自分の手爪で搔いたり髪を引っ張ったりする動作をしませんか？」「左右の足を擦り合わせるような動作をしていませんか？」と聞いていく．たいていの場合「あ，あれ，搔いているんですね？」という質問のような回答が返ってくる．

　搔破しているうちに，患部はびらん，滲出液，痂皮，亀裂，出血を生じるようになる．耳の中や前後，耳介下部の紅斑，痂皮，亀裂はアトピー性皮膚炎のとても特徴的な所見で，いわゆる乳児湿疹との大きな鑑別点になる．とくに顔面では頰や前額の凸部に湿潤した症状が強く出る．顔，頭，耳の症状に 1 か月ほど遅れて体幹，

四肢にも乾燥，丘疹，紅斑を生じ，四肢関節屈側部の紅斑，丘疹，落屑，びらんが出現するのが特徴である．四肢伸側にも生じることがある．乳児のアトピー性皮膚炎は全身皮膚を触診することが大切で，ざらざらとした感触がないかを確かめないと軽い症状を見逃してしまう．軽くても四肢の関節屈側に紅斑や丘疹が集簇して出現していないかを確認し，とくに耳の症状は特徴になるので見落とさないようにする．あとは，症状が軽くても（適当に治療を受けて軽くなっている場合もある）何か月か繰り返して続いていれば，アトピー体質はあると考えて適切な治療やしっかりとしたスキンケア指導を行っていくべきである．

■ 家族歴を重視する

　診断基準では「参考項目」とされていることだが，アトピー性皮膚炎のような体質的な皮膚疾患を診断するうえで，家族歴の聴取は大変大切である．元々「アトピー」という医学用語は，1923年にCocaが家族的な花粉症（枯草熱 hay fever）に対して使った言葉である．家族にアトピー性皮膚炎がなくても，他のアトピー疾患があればアトピー素因は判断できる．患者の親が「自分にアトピーはありません」と答えていても，よく聞くと小さいころにあせもと言われていたが肘窩や膝窩に湿疹がよくできていた，そしていまはアレルギー性鼻炎や花粉症がひどい，あるいは喘息があるなどということもある．これらは，こちらから聞き出さないとわからない．

（佐々木りか子）

汗疹（汗貯留症候群）
miliaria
（sweat retention syndrome）

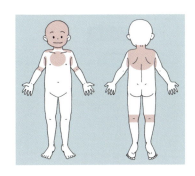

> **臨床のポイント**
>
> ✓ いわゆる「あせも」は，紅色汗疹をさす．
> ✓ 新生児〜幼児に好発する．
> ✓ 汗をかきやすい状況で，子どもの皮膚に急速にピンク色の丘疹が多発したら疑う．

原因

　高温・多湿の環境下や発熱などの原因で汗が多量に作られすぎると，エクリン汗管の途中で汗が排泄されずに貯留する状態となるが，これを汗疹とよぶ．真皮内から皮膚表面にある開口部までの汗管のどこに貯留したかで，汗疹は分類される．①角層内に貯留したものを水晶様汗疹，②表皮内に貯留したものを紅色汗疹，③真皮内に貯留したものを深在性汗疹とよぶ（図1）．

　エクリン汗腺の数は生涯変わらない．低年齢の小児は単位面積あたりの汗腺密度が高く，基礎代謝も高いが，自律神経調節が未熟なため発汗量が多く汗疹ができやすい．

症状

■ 水晶様汗疹（miliaria cristalina）図2

　角層内〜角層直下で汗管が閉塞するため，透明な数mm大の小水疱が多発する．新生児の顔や成人の発熱時に一時的にできて短時間で消退するので，外来で目にす

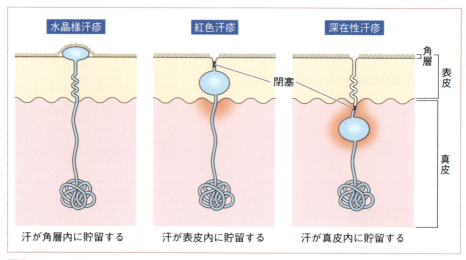

図1 汗疹の分類

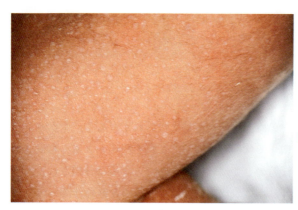

図2 水晶様汗疹（10か月男児，右上腕）

（馬場直子：症例写真でよくわかる外来でみる子どもの皮膚疾患．p36，診断と治療社，2006 より転載）

ることは少ない．

■ 紅色汗疹（miliaria rubra）図3

　一般的にみられる赤い汗疹のことである．夏季など高温多湿の環境で起こり，乳幼児に好発する．好発部位は前額部，鼻尖部，頸部〜項部，前胸部，肩，上背部，四肢関節屈側である．

　汗孔に一致した淡紅色〜紅色の小さい均一な丘疹が突然多発し，涼しい環境におけば短時間で自然消退する．しかし紅色汗疹は，破たんした汗管の外に出た汗が周囲の組織や皮膚表面に流出して炎症を起こし，しばしば湿疹化し瘙痒を伴うように

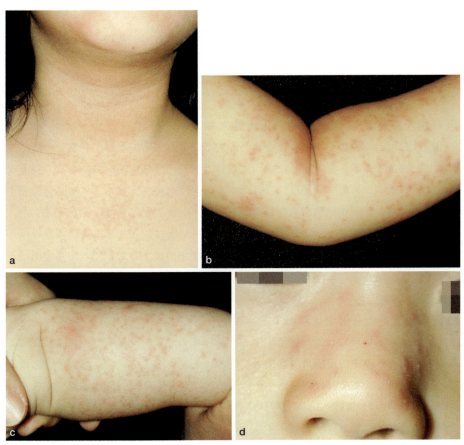

図3 紅色汗疹
a：学童女児の前頸部から胸部．b：乳児の上肢・肘窩．c：乳児の前腕．d：幼児の鼻部．均一な淡紅色～紅色の粟粒大丘疹が，高温多湿の環境で急に多発する．急性期に自覚症状はほとんどない．

なる．外来を訪れる患者にみる汗疹は，湿疹化した段階のものが多い．汗疹は冬季でも過剰な暖房下で起こりうるし，湿布，包帯やギプス，絆創膏をした部位，通気性の悪い衣類の着用など，多汗をきたせば起こりうる．

■ 深在性汗疹（miliaria profunda）

熱帯などの非常に高温多湿の環境下で，表皮真皮接合部から真皮内で汗管が閉塞する．瘙痒を欠く蒼白色の扁平な丘疹が多発する．

鑑別疾患

急性湿疹，毛包炎(→ p 65)，表在性カンジダ症，マラセチア毛包炎，新生児中毒性紅斑(→ p 26)．

治療

■ 紅色汗疹が湿疹化したときの治療とスキンケア

汗疹は涼しい環境におかれれば自然消退する．したがって治療が必要なのは，湿疹化した場合である．湿疹化した場合は数日以上治らず瘙痒感が強くなる．軽度ならミディアムクラスの，中等度にはストロングクラスのステロイド外用薬を塗布する．軽度であれば亜鉛華軟膏も有効である．スキンケアとして汗は流水で流すか，水や湯でしぼったタオルで清拭する．外用薬はその後に塗布する．高温多湿の戸外で汗をかいたら，すぐに水でしぼったタオルで汗を清拭することで，汗管の出口が開いて汗疹予防になる．室温22〜24℃，湿度50〜55％の快適な環境を作ると，汗疹は作られない．

■ 汗疹ができたら保湿は禁止？

汗疹ができた場合に，保湿を禁止する必要はない．また，夏季でも保湿は必要である．なぜなら小児の皮膚は夏季でも皮脂はほとんど出ていないため，角層の水分量は少ないからである．保湿により，汗管の出口が閉塞したり汗疹が誘発されるわけではない．むしろ保湿は汗疹が湿疹化することの予防になる．とくにアトピー性皮膚炎は，発汗により症状が悪化することが多い．原因として汗アレルギー，マラセチア菌が関連することなどが報告されているが，汗はなるべく速やかに処理をして，環境を整備したうえで保湿を行うことが小児のスキンケアにとって大切なことである．

保護者への説明のポイント

小児の基礎代謝は高く，成人よりも体温調節が未熟なため，快適な環境作りは健康を守るために必要で，決して過保護なことではないことを告げる．とくに夏季は脱水や熱中症の予防が最も重要であるが，それがすなわち汗疹の予防にもなることや，現在の地球温暖化現象の中では，エアコンディショナーは上手に使用しなければならないことを告げ，上記のスキンケアを指導する．

乳児多発性汗腺膿瘍

臨床のポイント
- いわゆる「あせものより」．
- 夏季に乳幼児の頭部，顔面に好発する．膿瘍が多発．
- 新生児を含めた乳児，および幼児に好発する．

原因
　乳児多発性汗腺膿瘍(multiple sweat gland abscess of infant)は汗疹が多発し長引く環境下に置かれた場合に，汗腺に黄色ブドウ球菌が感染し，膿瘍を形成したものを指す．エアコンディショナーの普及により，以前よりも症例数は減少している．

症状
　頭部，前額，鼻部に好発し背部，殿部にも生ずる．黄色膿を含んだ数mm～2,3cmの赤い膿瘍で，通常多発する(図4)．痛みを伴い，38℃台の発熱をみることもある．

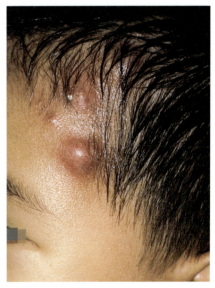

図4 乳児多発性汗腺膿瘍(2歳男児，左前額部)
(馬場直子：症例写真でよくわかる外来でみる子どもの皮膚疾患．p36，診断と治療社，2006より転載)

鑑別疾患

せつ（→ p 65），新生児ざ瘡（→ p 24），マラセチア毛包炎，疥癬（→ p 89）．

治療

黄色ブドウ球菌に感受性のある抗菌薬の内服および外用を行う．必要に応じて，膿瘍を切開排膿する．頭皮では炎症が毛根部に強く起こった場合，永久的な瘢痕性脱毛をきたすことがある．

保護者への説明のポイント

汗疹に対する環境整備やスキンケアと同様である（→ p 32）．

〔佐々木りか子〕

アトピー性皮膚炎
atopic dermatitis

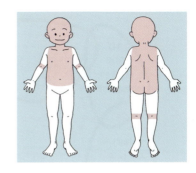

> **臨床のポイント**
>
> ✓ 全身の皮膚に，乾燥あるいは湿潤したかゆみの強い湿疹が慢性的に続く（乳児では2か月以上，それ以外は6か月以上）．臨床的な皮膚症状に特徴がある．
> ✓ 季節や環境により症状が変化し，自然軽快と悪化を繰り返す．他のアトピー疾患を合併しやすい．
> ✓ 体質的なアトピー素因がある人に生じやすい．
> ✓ 角層バリア機能異常が主因と考えられるが，多要素な関連因子が存在する．慢性化には掻くこと自体も強く関連している．
> ✓ 疫学上，世界的に分布する疾患であるが，国により患者人口の差がある．
> ✓ アトピー素因とは気管支喘息，アトピー性皮膚炎，アレルギー性鼻炎，アレルギー性結膜炎をきたしやすい遺伝的素因を指す．血清免疫グロブリンEを過剰に産生しやすい傾向をもつ．

原因

　1933年にアトピー性皮膚炎＊という疾患名が提唱されて以来，共通遺伝子は長い間解析できなかったが，2006年にフィラグリン遺伝子変異が白人の約5割，日本

＊アトピー（atopy）とは，1923年に米国のCocaらにより家族性に枯草熱（hay fever）をきたしやすい原因不明の過敏症に対してつけられた概念である．1933年に米国のSulzbergerらが，それまでさまざまな病名でよばれていた湿疹群を総称的にアトピー性皮膚炎（atopic dermatitis：AD）という疾患名で提唱した．

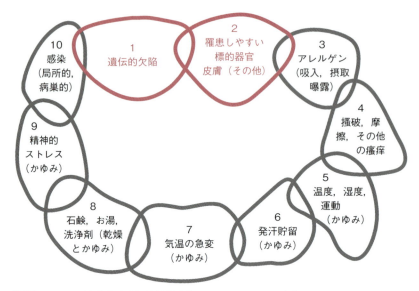

図1 アトピー性皮膚炎関連諸因子（Sulzberger, 1970年）

人の約3割に見つかったことが報告された．フィラグリンは角化に必要な蛋白質で，後に天然保湿因子となる．したがってフィラグリン低下による角層のバリア機能低下が非常に重要な病因と考えられている．後天的にさまざまなアレルゲン（ダニ，ハウスダスト，動物毛，黄色ブドウ球菌，真菌など）や刺激因子（汗，垢，化学物質，毛糸，化学繊維，物理的摩擦など）が経皮的に作用して，非常に慢性的な湿疹・皮膚炎を繰り返す．ただし，アトピー性皮膚炎は一つの原因に特定できない多要因が関連する（図1）．たとえば温度・湿度，それらの急激な変化，精神的ストレス，掻破などが複雑に関連する．

症状

海外・本邦にはいくつかの診断基準が存在する．例として日本皮膚科学会の診断基準を挙げる（表1）．乳児期，小児期，思春期・成人期と年齢により臨床的特徴が変化する．どの時期も共通しているのは強い瘙痒感があることで，とくに夜の就寝前から就寝中に強くなるのが特徴である．

■ 乳児期（infantile phase）図2, 3

生後2〜6か月から頭部，顔面，頸部，耳部に，左右対称にかゆみの強い紅斑，

表1 アトピー性皮膚炎の定義・診断基準

アトピー性皮膚炎の定義(概念)
アトピー性皮膚炎は，増悪・寛解を繰り返す，瘙痒のある湿疹を主病変とする疾患であり，患者の多くはアトピー素因をもつ．
アトピー素因：①家族歴・既往歴(気管支喘息，アレルギー性鼻炎・結膜炎，アトピー性皮膚炎のうちいずれか，あるいは複数の疾患)，または②IgE抗体を産生し易い素因．

アトピー性皮膚炎の診断基準
1. 瘙痒
2. 特徴的皮疹と分布
   ①皮疹は湿疹病変
   ・急性病変：紅斑，湿潤性紅斑，丘疹，漿液性丘疹，鱗屑，痂皮
   ・慢性病変：浸潤性紅斑・苔癬化病変，痒疹，鱗屑，痂皮
   ②分布
   ・左右対側性
   　好発部位：前額，眼囲，口囲・口唇，耳介周囲，頸部，四肢関節部，体幹
   ・参考となる年齢による特徴
   　乳児期：頭，顔にはじまりしばしば体幹，四肢に下降．
   　幼小児期：頸部，四肢関節部の病変．
   　思春期・成人期：上半身(頭，頸，胸，背)に皮疹が強い傾向．
3. 慢性・反復性経過(しばしば新旧の皮疹が混在する)
   　　：乳児では2か月以上，その他では6か月以上を慢性とする．

上記1, 2および3の項目を満たすものを，症状の軽重を問わずアトピー性皮膚炎と診断する．そのほかは急性あるいは慢性の湿疹とし，年齢や経過を参考にして診断する．

除外すべき診断(合併することはある)
- 接触皮膚炎
- 脂漏性皮膚炎
- 単純性痒疹
- 疥癬
- 汗疹
- 魚鱗癬
- 皮脂欠乏性湿疹
- 手湿疹(アトピー性皮膚炎以外の手湿疹を除外するため)
- 皮膚リンパ腫
- 乾癬
- 免疫不全による疾患
- 膠原病(SLE, 皮膚筋炎)
- ネザートン症候群

診断の参考項目
- 家族歴(気管支喘息，アレルギー性鼻炎・結膜炎，アトピー性皮膚炎)
- 合併症(気管支喘息，アレルギー性鼻炎・結膜炎)
- 毛孔一致性の丘疹による鳥肌様皮膚
- 血清IgE値の上昇

臨床型(幼小児期以降)
- 四肢屈側型
- 四肢伸側型
- 小児乾燥型
- 頭・頸・上胸・背型
- 痒疹型
- 全身型
- これらが混在する症例も多い

重要な合併症
- 眼症状(白内障，網膜剥離など)：とくに顔面の重症例
- カポジ水痘様発疹症
- 伝染性軟属腫
- 伝染性膿痂疹

〔日本皮膚科学会(編)：アトピー性皮膚炎診療ガイドライン2016年版．日皮会誌126(2)：123, 2016より〕

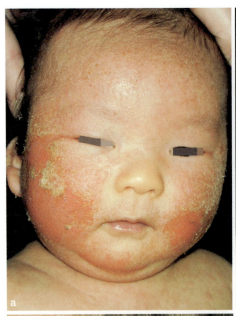
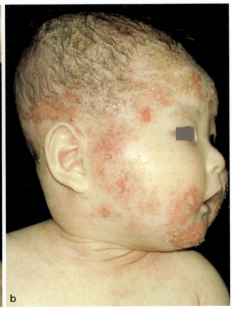
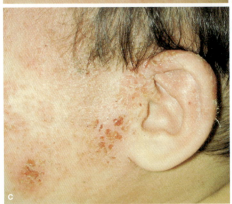

図2 乳児期のアトピー性皮膚炎
a・b：2か月女児．c：3か月男児．
いずれも頭部顔面頸部から始まる，湿潤型の湿疹病変．耳と耳前部の湿潤も特徴的（a は p13 再掲）．

乾燥，丘疹から発症することが多い．瘙痒感が強いため，患児は寝具や抱かれた母親の胸に顔を擦りつけたり，耳や頬を手で擦ったり，頭部を手爪で掻いたり髪を引っ張ったりする動作をする．ただし，これらの動作がかゆさから来ていることに保護者は気づいていないことも多い．搔破しているうちに患部はびらん，滲出液，痂皮，亀裂，出血を生じるようになる．

　耳の中や前後，耳介下部の紅斑，痂皮，亀裂は本疾患の特徴的な所見であり，他

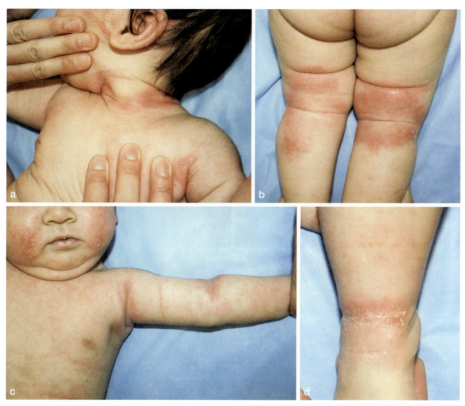

図3 乳児期のアトピー性皮膚炎（4か月女児）
急性期の症状は，頸部（a）は皺襞内部，四肢（b〜d）は関節屈側に湿潤した紅斑，痂皮などを生じ，顔面・体幹・四肢に広く常色〜紅色の丘疹が多発する（a, b は p16 再掲）．

の乳児湿疹との鑑別点になる．とくに顔面では頰や前額の凸部に湿潤した症状が強く出る．徐々に体幹，四肢にも乾燥，丘疹，紅斑を生じ，四肢関節屈側部の紅斑，丘疹，落屑，びらんが出現するのが特徴で，あるいは四肢伸側にも生じる．

　30〜50％に食物アレルギー症状を合併するが，幼児期までに改善することも多い．乳児期のアトピー性皮膚炎の70％は，2歳までに少なくともいったんは寛解する．

幼小児期（childhood phase）図4

　乳児期から移行する場合と，1〜2歳から発症する場合とがある．半数は6歳くらいまでに軽快〜寛解するが，残りは学童期までは症状が続く．乳児期よりも乾燥が

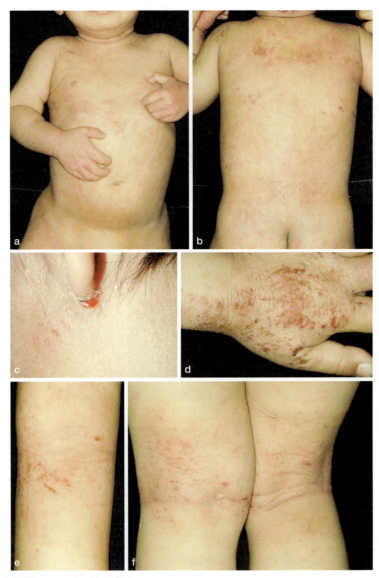

図4 幼小児期のアトピー性皮膚炎
a, b：胸・腹部と背部には毛孔一致性丘疹と乾燥，紅色丘疹，搔破痕がみられる．患児は診察中も常に搔破する行動を認める．
c：アトピー性皮膚炎の特徴的症状である耳介下部の亀裂．
d：手背から手指に，強く搔破したための出血，亀裂，乾燥がみられる．
e：上肢は乾燥し，肘窩に強くみられる紅斑，搔破痕．
f：肘窩と同様の所見が，膝窩にも認められる．

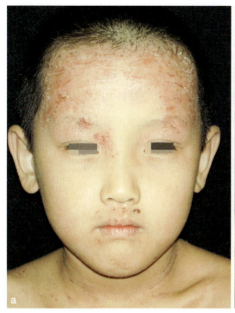 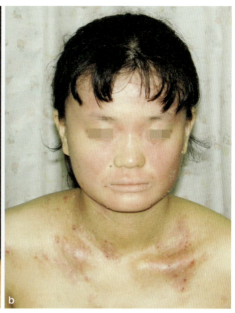

図5 思春期のアトピー性皮膚炎
a：思春期男児．b：思春期女児．全身は乾燥と毛孔一致性丘疹がみられる．関節屈側は苔癬化病巣が強くなり難治になる．前額，顔面の紅斑落屑，口唇や口囲の乾燥と紅斑が高頻度にみられる．

強く，白く粉を吹いたような皮膚になる．頭皮は乾燥と落屑，顔面は両側前額の苔癬化，眼瞼および眼周囲の紅斑・乾燥，耳介下部の紅斑と亀裂，体幹・四肢・殿部には鳥肌様の毛孔一致性丘疹（→ p 18）が広範囲にみられ，四肢関節屈側の紅斑，丘疹，苔癬化がみられる．下腿は蚊刺されの後に痒疹を形成することも少なくない．かゆみが強く慢性的な手湿疹がみられ，足底・足趾の亀裂，乾燥を生じやすい．

幼小児期の 70〜80％は思春期を迎える 10 歳頃に軽快〜寛解する．30％に気管支喘息，50％以上にアレルギー性鼻炎，アレルギー性結膜炎，花粉症を合併する．

■ 思春期・成人期（adolescent and adult phase）図5

　幼小児期の患者の 10〜20％が思春期に移行する．あるいは，乳児期からずっと続いているもの，乳児期に発症していったん寛解して思春期以降に再発するもの，乳児期や小児期にはほとんど症状がなかったが成人期に発症するものなどがある．顔面，頭部，頸部，体幹，すなわち上半身に紅斑，乾燥が集中しやすい．顔面は乾燥，丘疹，紅斑を生じやすく，眼瞼周囲の紅斑，乾燥が高頻度にみられる．眼瞼湿

疹は目や眼瞼のかゆみが強く，擦ることと関連が深いが，アレルギー性結膜炎，眼瞼炎，アレルギー性鼻炎の合併も高率にみられる．15歳以上の10％にアトピー性白内障を合併するので，半年に1回の眼科検診を勧め，早期発見に努める．眉毛外1/3の脱毛をヘルトゲ徴候(Hertoghe's sign)，下眼瞼の深い皺をデニー・モルガン徴候(Dennie-Morgan fold)とよぶ．前額部の苔癬化，口唇の乾燥や剥脱性皮膚炎，色素沈着がみられる．前頸部から鎖骨部にかけて，さざ波様色素沈着(ポイキロデルマ様皮膚変化)がみられるのは特徴である．四肢は関節屈側の苔癬化や肥厚が小児期よりさらに強くなる．四肢は乾燥が強く，大小の痒疹が多発することが多い．手は進行性指掌角皮症，異汗性湿疹が生じやすい．

鑑別疾患

乳児脂漏性皮膚炎(→ p 24)，尋常性魚鱗癬(→ p 151)，先天性魚鱗癬，Netherton症候群(魚鱗癬症候群)，Chédiak-Higashi症候群(顆粒球減少症)，疥癬(→ p 89)，Letterer-Siwe病．

治療

日本皮膚科学会診療ガイドラインに準ずる．

■ 外用療法

❶ステロイド外用薬：乳児も含めて，アトピー性皮膚炎の炎症を治療する第一選択薬はステロイド外用薬である．使用方法については，第1章に記載している(→ p 11)．

❷2歳以上のもう一つの選択薬は，タクロリムス外用薬(カルシニューリン阻害薬)であり，急性期に効果の高いステロイド外用薬と比べて慢性期に効果が高く，瘙痒感の抑制効果が望まれる．とくにステロイド外用薬ではコントロールが得られない顔面の症状，慢性期の痒疹に効果が高い．小児は成人に比べ熱感，刺激感が少ないが，10歳以上では生じやすい．

■ 内服療法

抗ヒスタミン薬は夜間の瘙痒感が強い場合，蕁麻疹が合併している症例には有用である．小児に対する抗ヒスタミン薬は，痙攣誘発作用を防ぐため脳内移行性の少ない第二世代の薬剤を第一選択とする．ステロイドの内服は重症例に短期に使用することはあるが，原則は使用しない．

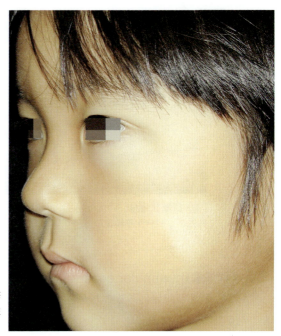

図6 白色粃糠疹(幼児女児,顔面)
周囲との境界がやや不明瞭な,粃糠疹をつけた白色の局面を認める.尋常性白斑のような完全な脱色素斑ではない.

■ スキンケア
　スキンケアについては第1章を参照してほしい(→p2).
■ 環境整備
　カーペット使用を避け,寝具,カーテン,ソファの掃除を行う.適切な温度湿度環境を作る.

アトピー性皮膚炎関連湿疹
■ 白色粃糠疹〔pityriasis alba(顔面単純性粃糠疹 pityriasis simplex faciei)〕図6
　いわゆる「はたけ」.アトピー性皮膚炎の幼児〜学童の頬に好発する,周囲との境界不明瞭な円形の不完全脱色素斑.白色の粃糠様・鱗屑をつける.自覚症状はないか,わずかな瘙痒感がある.夏季に日焼けした後,秋に目立つようになり受診する患者が多い.尋常性白斑との鑑別が重要だが,臨床的に尋常性白斑は完全な脱色素斑であるかどうかを見極めることで鑑別する.治療は保湿薬の外用でよい.

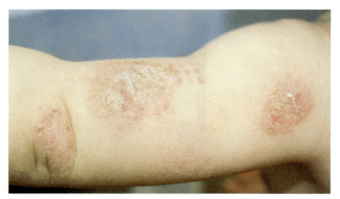

図7 貨幣状湿疹
乳児アトピー性皮膚炎の上肢外側に生じた．

■ 貨幣状湿疹（nummular eczema）図7

　アトピー素因が背景にあることが多く，アトピー性皮膚炎の一症状として出現することもある．1～数cm大，円形～楕円形の乾燥あるいは湿潤した紅斑で，表面に鱗屑をつけ，周辺は漿液性丘疹が並ぶ．小児では乳児の体幹および四肢伸側に好発する．治療はストロングクラスのステロイド外用薬を用いる．

　体部白癬とは，白癬のような中心治癒傾向はなく，糸状菌検査は陰性であることから鑑別する．

保護者への説明のポイント

　白色粃糠疹も貨幣状湿疹も，前者は尋常性白斑と後者は白癬との鑑別がつかずに迷って受診する保護者が多い．まず，診断をきちんと伝え，治療方針をはっきりさせることである．白色粃糠疹は，日焼けすると周囲の褐色の皮膚とのコントラストで目立つので，日照時間帯には日焼け止めの使用を勧める．

〈佐々木りか子〉

蕁麻疹
urticaria

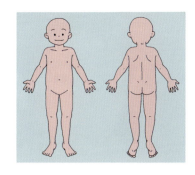

> **臨床のポイント**
>
> ✓ 小児から成人まで高頻度に生じる疾患で，瘙痒を伴う円形から地図状の限局性紅斑や膨疹が一過性に出没する（図1）．
> ✓ 通常，個々の皮疹は24時間以内に消退し，色素沈着，落屑などを伴わない．発症して1か月以上にわたり経過するものを慢性蕁麻疹とよぶ．
> ✓ 原因不明の場合も多い．

原因

　肥満細胞からヒスタミンなどの化学物質が何らかの機序により放出され，血管透過性を亢進させることで真皮上層に浮腫を生じる（図2）．I型アレルギーとして抗原特異的，ないしは自己免疫性のIgEが関与する例もあるが，多くは原因を特定できない．特定の食物による場合は問診と種々の検査から確定する．その他，肥満細胞の活性化に関与する因子として，感冒，ウイルス感染症，細菌感染症，疲労，精神的ストレス，日光照射，運動，温熱，寒冷，圧迫摩擦などの機械的刺激，薬剤，全身性疾患などが挙げられる．

症状

　外来で待っている間に消退してしまうこともよくあるが，問診で円形から地図状の限局性紅斑や膨疹が突然出現し，24時間以内に痕跡なく完全に消退したかどうかを聞き出し，蕁麻疹と診断することになる．ただし，軽い落屑や炎症後色素沈着を

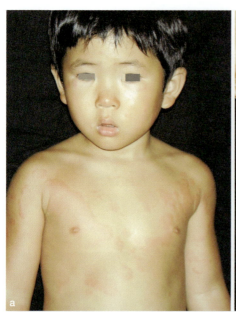
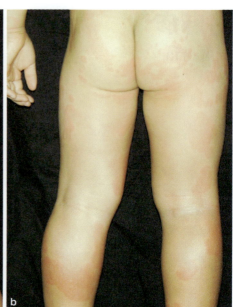
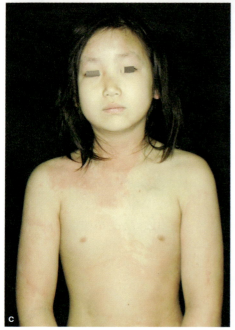

図1 急性蕁麻疹
a, b：5歳男児． c：7歳女児．
いずれも急性に体幹・四肢に膨疹が多発し，地図状に融合している．

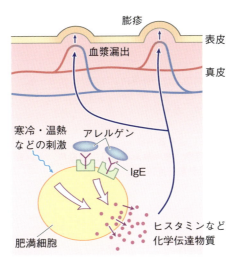

図2 蕁麻疹の発生機序

残すものもあるし，搔破を繰り返しているうちに湿疹化したものもある．まず問診から皮疹の性状と皮疹出現の経過を把握することが重要である．咽頭に生じると嗄声や呼吸困難をきたす．発症からの期間が1か月以内のものを急性蕁麻疹，1か月以上経過したものを慢性蕁麻疹とよぶ．日本皮膚科学会の診療ガイドラインによる分類を示す（表1）．

鑑別疾患

蕁麻疹様血管炎，色素性蕁麻疹（→ p 162）．

検査

蕁麻疹は個々の皮疹の性状と経過により病型を診断することが重要であり，必ずしもI型アレルギー検査や一般生化学検査などは必要ない（表2）．

臨床的にアレルギー性蕁麻疹が疑われる場合は，被疑抗原に対する血清特異的IgEの検出，末梢血からのヒスタミン遊離試験，皮膚テストなどを行う．食物，薬剤により症状が誘発される場合は被疑品目そのものではなく，寄生虫，添加物の関与も考慮する．食物抗原による場合は『厚生労働科学研究班による食物アレルギー診療の手引き』を参照する．コリン性蕁麻疹ではアセチルコリン皮内テストを行

表1 蕁麻疹の主たる病型

Ⅰ．特発性の蕁麻疹
  1. 急性蕁麻疹
  2. 慢性蕁麻疹
Ⅱ．刺激誘発型の蕁麻疹（特定刺激ないし負荷により皮疹を誘発することができる蕁麻疹）
  3. アレルギー性の蕁麻疹
  4. 食物依存性運動誘発アナフィラキシー
  5. 非アレルギー性の蕁麻疹
  6. アスピリン蕁麻疹（不耐症による蕁麻疹）
  7. 物理性蕁麻疹（機械性蕁麻疹，寒冷蕁麻疹，日光蕁麻疹，温熱蕁麻疹，遅延性圧蕁麻疹，水蕁麻疹，振動蕁麻疹（振動血管性浮腫））
  8. コリン性蕁麻疹
  9. 接触蕁麻疹
Ⅲ．血管性浮腫
  10. 特発性の血管性浮腫
  11. 外来物質起因性の血管性浮腫
  12. C1 エステラーゼ阻害因子（C1-esterase inhibitor：C1-INH）の低下による血管性浮腫（遺伝性血管性浮腫（hereditary angioedema：HAE），自己免疫性血管性浮腫など）
Ⅳ．蕁麻疹関連疾患
  13. 蕁麻疹様血管炎
  14. 色素性蕁麻疹
  15. Schnitzler 症候群
  16. クリオピリン関連周期熱（CAPS：cryopyrin-associated periodic syndrome）

〔日本皮膚科学会（編）：蕁麻疹診療ガイドライン．日皮会誌 121(7)：1341, 2011 より〕

う．血管性浮腫では，C3, C4 および C1-INH を測定する．

治療

　蕁麻疹の治療は，病型に従い原因と悪化因子の除去・回避を行うことと薬物療法である．病型は多岐にわたるので，その治療については日本皮膚科学会の蕁麻疹診療ガイドラインを参照されたい．

　日常外来で最も多い特発性の治療は，薬物療法が主体であるが，治療のポイントは急性・慢性ともにまずヒスタミン H_1 受容体拮抗薬（抗ヒスタミン薬）の内服薬を処方し，皮疹の完全消退をはかることである．抗ヒスタミン薬の効果は個人差があるので，2, 3日継続した時点で判断する．効果不十分な場合は添付文書に従い増量，あるいは薬剤を変更する．それでも効果が不十分な場合はステロイドの内服を併用する場合があるが短期間にとどめるようにする．抗ヒスタミン薬は，急性の場

表2 蕁麻疹の病型と検査

病型	検査
特発性の蕁麻疹	増悪・背景因子の検索 　病歴，身体所見などから関連性が疑われる場合に適宜検査を行う．蕁麻疹以外に明らかな所見がなく，蕁麻疹の症状にも特別な特徴がない症例においては，むやみにあてのない検査を行うことは慎む． 　慢性蕁麻疹の一部では，自己血清皮内反応によるスクリーニングと健常人末梢血好塩基球を利用したヒスタミン遊離試験により自己免疫機序が証明されるものがある．
アレルギー性の蕁麻疹 食物依存性運動誘発アナフィラキシー	原因アレルゲン検索 　プリックテスト，CAP-RAST法などによる特異的IgEの存在の証明．ただし，これらの検査で過敏性が示された抗原が蕁麻疹の原因であるとは限らないので，ていねいな問診，負荷試験の結果などを総合的に判断する．
非アレルギー性の蕁麻疹	一般的に有用な検査はない（病歴から判断する）
アスピリン蕁麻疹	原因薬剤の同定 　被疑薬剤によるプリックテスト（Ⅰ型アレルギーの除外），必要に応じて少量の被疑薬剤による負荷（誘発）試験
物理性蕁麻疹	病型確定のための検査 　診断を厳密に確定する必要がある場合には，経過から疑われる物理的刺激による誘発試験を行う．
血管性浮腫	病型の確定，原因・増悪・背景因子の検索 　通常（特発性，刺激誘発性）の蕁麻疹に準じ，病歴から考えられる病型に応じて検索する．表在性の蕁麻疹の合併がなく，C1-INH不全が疑われる場合は，補体C3，C4，CH50，C1-INH活性などを測定する．
蕁麻疹様血管炎	病型の確定 　血液検査（CRP上昇，補体低下，末梢血白血球数増加など）と皮疹部の生検による血管炎の確認
色素性蕁麻疹	病型の確定 　皮疹部の擦過（ダリエ徴候） 　皮疹部の生検によるマスト細胞の過剰な集簇の確認
Schnitzler症候群	病型の確定 　血液検査（CRPの上昇，血清中のモノクローナルなIgMの上昇，末梢血白血球数増加），皮疹部の生検による血管炎の確認（全例に認められる訳ではない）
CAPS	病型の確定 　血液検査（CRP・SAAの上昇，末梢血白血球数増加），皮疹部の生検による血管炎の確認（全例に認められる訳ではない），クリオピリン遺伝子（*CIAS1*）の解析

〔日本皮膚科学会（編）：蕁麻疹診療ガイドライン：日皮会誌：121(7)：1344，2011より〕

合は数日以上継続させ，完全に消退してから中止させる．慢性に至る場合に最も重要なことは，抗ヒスタミン薬の内服を継続することにより，皮疹の出現を完全に抑制することである．通常1か月〜年余にわたり投与量の漸減や間欠をはかりながら，長期投与を必要とする．補助的治療として，H_2受容体拮抗薬，抗ロイコトリエン薬などの内服，抗ヒスタミン薬含有軟膏，鎮痒薬含有外用薬の塗布，局所の冷却を行う．食物依存性運動誘発性アナフィラキシーには，エピペン®を処方し自己注射を指導する．アナフィラキシーショック，血管性浮腫による気道閉塞を生じた場合には，速やかにそれらを改善させる治療が必要である．

保護者へのアドバイスのポイント

　医療機関を受診する患者の大多数は慢性蕁麻疹である．すなわち，原因が特定できず慢性に経過するので，保護者は患児を連れて病院を渡り歩くことが少なくない．初診時に処方された内服薬を皮疹が消退した時点でやめている場合や，蕁麻疹が出ると薬を飲んで，ひくとやめることを繰り返している場合が多い．すると，薬で抑えているだけでいいのかという心配を抱えるようになる．慢性蕁麻疹に至っている場合は，特発性が多いこと，対症療法を適切に行うことで寛解し，いずれは必ずよくなること，また薬は長く飲んでも副作用は出にくいことを説明する．

（佐々木りか子）

おむつ皮膚炎
diaper dermatitis

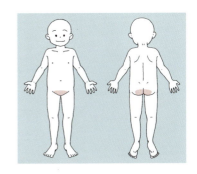

> **臨床のポイント**
>
> ✓ おむつ皮膚炎（おむつかぶれ）とは，狭義にはおむつそのもの，およびおむつ内の排泄物による接触皮膚炎を指すが，広義にはおむつをしている部位に現れるカンジダ症，汗疹，乳児脂漏性皮膚炎などを含めたあらゆる皮膚炎を総称していうこともある．
> ✓ 乳幼児のおむつの中の皮膚は常に高温多湿で，尿，便，汗などが付着し，おむつ替えの際にふき取る刺激や，おむつで擦れる刺激も絶えず加わるため，接触皮膚炎や感染症を容易に生じやすい．
> ✓ おむつを着用している平均2年6か月の間に，おむつかぶれは誰もがたいてい一度は経験している．

原因

おむつ内の高温多湿の環境による皮膚の浸軟・バリア機能の低下と，おむつそのものの摩擦，清拭で擦る刺激，尿のアンモニアや便の中の酵素などの化学的刺激が，刺激性接触皮膚炎をひき起こす．便が軟らかいほど角層がふやけやすく，未消化の食物残渣物の中に酵素も多く，便の回数も頻繁となるので，おむつ皮膚炎を起こしやすくなる．

症状

好発部位

おむつが直接接触して擦れる皮膚の凸面である殿部，陰茎，陰唇，便の刺激を頻

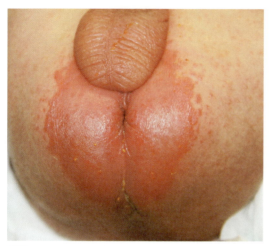

図1 おむつ皮膚炎（生後15日目男児）
生後間もなくより肛門周囲から発赤が始まり，境界明瞭な紅斑が拡大してきた．肛門付近はびらんとなっている．

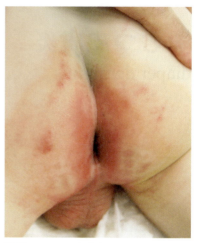

図2 おむつ皮膚炎（4か月男児）
母乳栄養で便がゆるく頻回で，常に肛門周囲が赤く，時には殿部まで紅斑が広がる．

回に受ける肛門周囲に好発する．

　おむつが接触して擦れてできる場合は，皮膚の凸面である殿部や陰茎などに，最初は紅斑が出現し，まもなく紅色丘疹が多発する．また便が付着する肛門周囲には，便が接触する刺激と，ふき取る際の刺激により，紅斑，丘疹，時にびらん・潰瘍を生じる（図1〜3）．びらんや潰瘍となった部位は，おむつ替えの際に痛がって不機嫌になり泣く．

　おむつかぶれの程度は，便の性状によって左右される．軟便，下痢便では，肛門周囲から紅斑が拡大し，短期間でびらんや潰瘍まで生じることがある（図3）．水分量が多い下痢便は，おむつが吸収するより早く，周辺の皮膚にまで広がるため，より広範囲の皮膚炎となる．時に，前方の陰囊，陰茎，小陰唇にまで炎症が波及することがある（図3）．

　ゴムのギャザーがついた紙おむつでは，大腿部や腰部のギャザー部に，紅色小丘疹が密集してできる．これらはかゆみを伴い，患児が指を突っ込んで搔く動作がみられる．また，暑い時期に長時間，パンツ型オムツをつけたままにしておくと，密封性が高く蒸れるため，おむつ内の皮膚全体に汗疹が密集してできることもある．

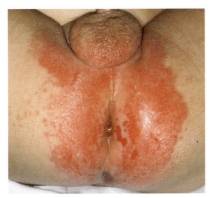
図3 おむつ皮膚炎(8か月男児)
下痢が続いて急激に肛門周囲から紅斑が広がり，一部びらんとなった．

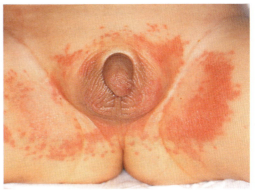
図4 乳児寄生菌性紅斑(6か月男児)
風邪をひいて抗菌薬を内服した後から陰嚢，鼠径部，その周囲に一気に紅色小丘疹が多発し広がった．皺の奥に赤みが強いところがある．

鑑別診断

　乳児寄生菌性紅斑(おむつ部カンジダ症，→p 82)：鼠径部や陰嚢・陰唇の基部のくびれなど，ひだや皺の奥が赤くなり，周囲に小さな紅斑，丘疹，小水疱，膿疱が出現する(図4)．紅斑の上にオブラート状の薄い皮がついて，正常皮膚との境界部に襟飾り状にみられる．この薄い皮をスライドグラスに取ってKOH(水酸化カリウム溶液)で角層を溶かし直接鏡検すると，カンジダ菌が見つかり確定診断ができる．

治療

❶ **頻繁な**おむつ交換
❷ **軽い紅斑**：白色ワセリン，ジメチルイソプロピルアズレン(アズノール®)軟膏，亜鉛華単軟膏などの非ステロイド性軟膏を，おむつ替えのたびに塗る．
❸ **強い発赤，丘疹，びらん**：クロベタゾン酪酸エステル(キンダベート®)軟膏やヒドロコルチゾン酪酸エステル(ロコイド®)軟膏程度のミディアムクラスのステロイド軟膏を塗り，その上から亜鉛華軟膏を重層する．赤みが治まったら，すみやかに非ステロイド外用薬に戻す．
❹ **皮膚カンジダ症**：抗真菌薬を1〜2週間塗り，カンジダ菌を消滅させる．その後，まだ皮膚炎が完全に治っていなければ，程度に応じて❷または❸を行う．カ

ンジダ症かおむつ皮膚炎かわからないときに，抗真菌薬とステロイド外用薬を混ぜて処方されると悪化して難治性となることがあるため注意する．

保護者への説明のポイント

　おむつをこまめに点検し，濡れていたらすぐ取り替えることが第一の治療であり，予防につながることをよく説明する．おむつを長時間つけたままにしておくと，皮膚が蒸れて浸軟し，バリア機能が低下したところに，尿や便などの化学的刺激が長い間皮膚に付着することになる．たとえ濡れていなくても，夏などは時々おむつをはずして空気にさらすことが蒸れを予防し，また汗疹を予防する．

　次に清拭の仕方について注意する．汚れたおしりをふくときは擦らずにやさしくふき取ること，できればシャワーで流すのが一番よい．便の汚れを乾いた紙や布でふき取ると，擦り取るようになり皮膚に刺激となるので，ぬるま湯で濡らしたティッシュか柔らかいガーゼ，オリーブ油を浸した綿花などで，擦らないように気をつけながら丁寧にそっとぬぐい取る．できれば，ぬるま湯で座浴（おしりをたらいに浸して洗う），またはシャワーで洗い流すのが最も刺激が少なく，きれいに洗える．とくに下痢便の場合は，座浴やシャワー浴をするのがベストと思われる．

　清拭後はよく乾燥させる．洗ったあとは，擦らないように柔らかいタオルやガーゼで吸い取るようにして，水気を十分にふき取る．ひだの奥までふき残しがないように気をつける．

　清拭や入浴の後は，皮脂が失われて一層バリア機能が低下していると考えられるため，ワセリンなどの油脂性軟膏を予防的に塗っておくことを勧める．

（馬場直子）

新生児肛門周囲皮膚炎

臨床のポイント

- 新生児期には便性が水様で，排便が頻回であるため，おむつ内の皮膚表面はアルカリ側に傾き肛門周囲にはびらん，紅斑を生じやすい．
- 日齢とともに便が固形化し，排便回数が減る生後8週くらいには自然寛解する．

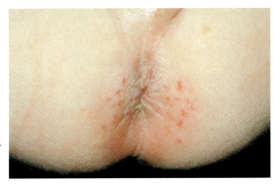

図5 新生児肛門周囲皮膚炎（新生児男児）
肛門周囲の発赤とびらんがみられる．

原因

おむつ皮膚炎に準ずる．

症状

肛門周囲に限局した発赤，びらんを認める（図5）．

鑑別疾患

乳児寄生菌性紅斑（→ p 82），乳児肛門周囲膿瘍，Hirschsprung 病．

治療

便がおむつ内に留まる時間を可及的に短くするため，おむつ交換をできるだけ頻回に行う．また，便の処理は硬い布などで皮膚を擦らず，微温湯で洗い流すようにするとよい．石鹸やボディシャンプーは毎回使用すると乾燥を招くので，原則1日1回とする．

ステロイド外用薬は必ずしも効果的ではなく，おむつ交換ごとに白色ワセリンを厚く塗布して，皮膚表面を保護する．発赤，びらん，炎症には，亜鉛華軟膏，非ステロイド性抗炎症外用薬を併用する．

保護者への説明のポイント

便性が変わる生後2か月頃には自然治癒することを告げ，上記のスキンケアを丁寧に説明する．

（佐々木りか子）

第3章

感染症

細菌性皮膚感染症①
伝染性膿痂疹
impetigo contagiosa

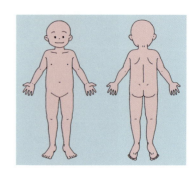

> **臨床のポイント**
>
> ✓ 伝染性膿痂疹は俗に「とびひ」といわれる．あっという間に火事の火の粉がとび火するように，体のあちこちに広がっていくからである．
> ✓ 小児に多い．虫刺されを引っかいたり，転んですりむいた後などに細菌感染を合併することでなりやすい．
> ✓ 予防として，爪は短く切り，手洗い，入浴などで皮膚をきれいにしておく．
> ✓ まれに重症のブドウ球菌性熱傷様皮膚症候群になる場合がある．

　原因菌は黄色ブドウ球菌(*Staphylococcus aureus*)，表皮ブドウ球菌(*S. epidermidis*)，溶血性連鎖球菌などであるが，複数種の混合感染の場合もある．原因菌によって，みずぶくれができる水疱性膿痂疹と，炎症が強くてかさぶたのついた痂皮性膿痂疹に分けられる．

水疱性膿痂疹 図1

原因

　黄色ブドウ球菌が原因の場合，この菌が産生する表皮剝脱毒素(exfoliative toxin, exfoliatin：ET)が皮膚，とくに表皮顆粒層の表皮細胞間のデスモグレイン1を選択的に傷害し，水疱が形成される．

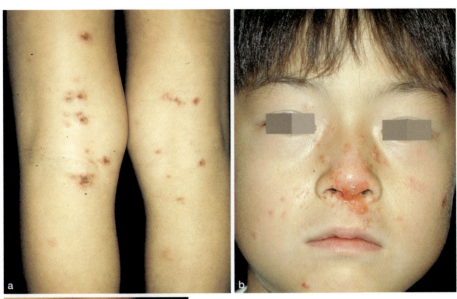
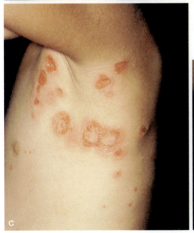
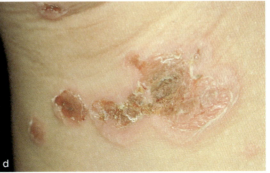

図1 黄色ブドウ球菌による水疱性膿痂疹
a：伝染性軟属腫をかきむしって「とびひ」になった．
b：学童女児，顔面．c, d：幼児，体幹．
（b〜d の写真提供：佐々木りか子先生）

症状

　乳幼児・小児に好発し，とくに初夏から真夏に多く発症する．虫刺されやあせもなどをひっかき，細菌感染によって膿痂疹になることが多い．
　搔破したびらん・湿潤局面の周囲に小水疱が新生され，さらにその周囲が赤くなる．水疱は簡単に破れ，びらんになる．水疱内容液またはびらん面の滲出液によってその周囲へうつる．水疱・びらんが乾燥すると，痂皮を形成する．

鑑別疾患

　虫刺症（→ p 134），汗疹（→ p 29），まれながら先天性表皮水疱症などを鑑別する．

治療

　範囲が狭い場合は，泡立てた石鹸でそっと洗い，フシジン酸ナトリウム，ナジフロキサシンやテトラサイクリン系抗菌薬の軟膏を塗って，全体をガーゼで覆う．痂皮が付着している場合，無理にはがし取らず，その上にアクリノール亜鉛華軟膏を貼付し，1日に1〜2回取り替える．小さな水疱は潰さないが，大きな水疱はその内容液が周囲に付着しないように排出させる．
　広範囲に多発している場合は抗菌薬を内服させる．通常はセフェム系抗菌薬が有効である．最近では，MRSA（methicillin-resistant *Staphylococcus aureus*）による膿痂疹が多くなっているので，感受性のある抗菌薬を適切に使う必要がある．

痂皮性膿痂疹 図2, 3

原因

　A群β溶血性連鎖球菌（溶連菌）が原因である．

症状

　重症になると菌産生毒素によって猩紅熱のように全身が赤くなったり，発熱，リンパ節腫脹，時に咽頭痛などの全身症状を示す例がある．白血球数の増加・核の左方移動・CRP上昇，ASO上昇がみられることがある．この溶連菌による膿痂疹では，菌が産生する腎毒素によって，まれに腎障害を併発することがあるので，皮疹が治ってからも数週間は尿蛋白を調べる必要がある．

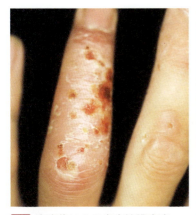
図2 溶連菌による痂皮性膿痂疹（成人例）

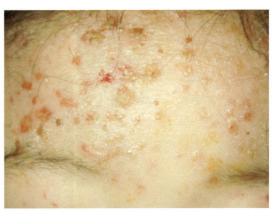
図3 溶連菌による痂皮性膿痂疹（学童女児）
（写真提供：佐々木りか子先生）

　季節にはあまり関係なく，比較的急速に発症する．小児より成人に生じやすく，とくにアトピー性皮膚炎に合併しやすい．紅斑，米粒大程の膿疱，びらんを形成し，厚い痂皮を伴い，発赤・腫脹が顕著で，皮疹部に強い疼痛を訴える．

治療

　溶連菌による膿痂疹の治療は，まずペニシリン系またはセフェム系抗菌薬を内服，重症では点滴をする．アレルギーなどでペニシリンが使用できないときは，エリスロマイシン，クリンダマイシンなどを用いる．腎障害予防のためにも，全身投与は10日ないし2週間は必要である．外用は感受性のある抗菌薬を用いる．

ブドウ球菌性熱傷様皮膚症候群（SSSS）図4, 5

原因

　黄色ブドウ球菌の産生する菌体外毒素によって全身的症状を示す場合がある．菌体外毒素が血流を介して，全身の表皮顆粒層に細胞間棘融解を生じさせるため，あたかも全身の熱傷のような状態になる．菌体外毒素の標的蛋白は局所の膿痂疹と同じデスモグレイン1である．

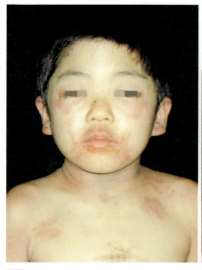
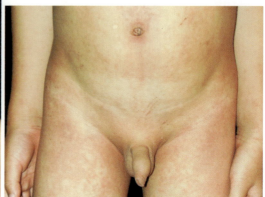

図4 MRSA による SSSS（学童男児）
（写真提供：佐々木りか子先生）

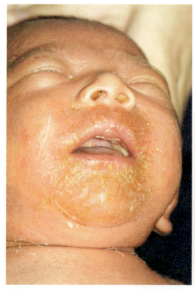
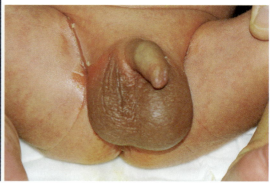

図5 MRSA による SSSS（新生児）
口囲のびらんに黄色の痂皮が付着し，前頸部もびらんと皮膚剥脱がみられる．鼠径部から陰嚢にかけてのびらんと皮膚剥脱もみられる．
（写真提供：佐々木りか子先生）

症状

　顔面，頸部，腋下，鼠径部など間擦部位が潮紅を帯び，全身に発赤が拡大していく．触ると痛がる．顔面では，鼻・口周囲に皺が生じ，眼周囲に紅斑・水疱・びらん・滲出性痂皮が付着し，特徴的な顔貌になる．体幹に水疱が形成され，ニコルスキー現象*は陽性で，びらんを形成する．適切な抗菌薬の使用で解熱し，皮疹は乾燥するが，顔面・体幹・四肢，いずれも膜様・落葉状ないし粃糠様鱗屑を伴いつつ，軽快していく．

　乳児・小児に好発する．新生児・乳児に比べ，年長児は症状が比較的軽い．

鑑別疾患

　溶連菌による猩紅熱，薬疹（→ p 147）などを鑑別する必要がある．

治療

　早期に診断し，治療を開始すれば，有効な抗菌薬によって重症にならずにすむ．最近の SSSS (staphylococcal scalded skin syndrome) は MRSA が原因の場合が多く，感受性で効果のある薬剤を用いる．初診時に皮疹部，咽頭，鼻腔などの細菌培養をしておくとよい．SSSS や溶連菌の全身発赤型などで，発熱，倦怠感など全身症状が強い場合は抗菌薬投与や入院を必要とする．

保護者への説明のポイント

- 夏期に乳幼児に好発する黄色ブドウ球菌や溶連菌の感染症である．
- 病変部がごく小範囲なら丁寧に洗い，清潔にするだけで治癒するが，接触感染で他人に伝染させる可能性の強い細菌感染症であり，丁寧に病変部を覆っておくべきことを伝える．
- 入浴は病変部を清潔にするために必要だが，湯ぶねには入れずシャワーで流す．同胞がいる場合は患児を最後に入浴させる．病変部は泡立てた石鹸の泡でそっと洗い，入浴後は滲出液などが周囲に接触しないよう患部に軟膏の外用，ガーゼなどの保護処置をする．
- 鼻前庭はさまざまな細菌の温床で常在菌としてブドウ球菌が証明されることもあ

＊ニコルスキー現象：健常にみえる皮膚に圧迫・摩擦を行うと容易に表皮が剥離する現象．

り，鼻下から発症する膿痂疹が多い．くせで鼻をいじる小児には鼻を触らないように注意する．
- 手洗いの励行，爪を短く切り，掻破などで皮膚を傷つけないようにさせる．

学校（園）への出席

　伝染性膿痂疹は，学校保健安全法で「その他の感染症」として分類される．出席停止の必要はないが，感染の可能性があるため，傷に直接触らないようにする（→ p 236）．

　病変を悪化させたり，接触感染を起こしやすいため，プールに行くのは完全に治るまで禁止させる（→ p 238）．

〔日野治子〕

細菌性皮膚感染症②

毛包炎, せつ
folliculitis, furuncle

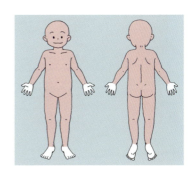

> **臨床のポイント**
>
> ✓ 毛包炎, せつともに毛包を中心とした感染症である.
> ✓ 毛包炎は, おおむね毛包の入り口から毛包漏斗部までの炎症で, さらに炎症が毛包を中心とした周囲および深部まで及んだものをせつという.
> ✓ 1つの毛包を中心に炎症が起きている場合はせつ, 複数の毛包にまで広がった状態は癰という.

毛包炎

原因

通常は黄色ブドウ球菌(*Staphylococcus aureus*)が多いが, 表皮ブドウ球菌(*S. epidermidis*)も原因菌になる.

症状

毛包炎は, 四肢・体幹など生毛部に好発する. 単一の毛包に炎症が生じ, 発赤腫脹を呈する. 自覚的には軽度の疼痛があり, 毛包一致性の発赤を伴った小膿疱が単発または散在・多発してみられる(図1). 毛孔から毛包漏斗部周囲の表皮ないし真皮浅層に限局した感染症である.

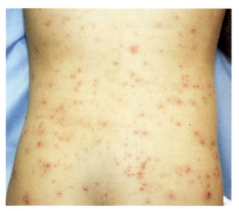
図1 アトピー性皮膚炎に伴った多発性毛包炎
(写真提供：佐々木りか子先生)

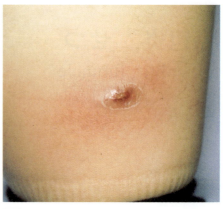
図2 下腿のせつ（成人例）
中央に小膿疱をもち，発赤腫脹，局所熱感が顕著．自発痛，圧痛も強い．

治療

皮疹が少数の場合にはとくに治療は必要ない．入浴・シャワーなどで清潔に洗う．毛包炎が多発したり，各々の炎症が強い場合は抗菌薬を外用する．

せつ，せつ腫症，癰（よう）

原因

毛包炎と同様に S. aureus が多いが，S. epidermidis も少なくない．

症状

毛包性に感染し，毛包炎からせつへ進行する．せつは，当初は単一の毛包に一致して局所熱感および自発痛を伴い，発赤・腫脹する(図2)．毛包炎より炎症は周囲へ，さらに皮下組織にまで波及する．炎症がさらに増強すると，膿瘍を形成する．せつが長期間にわたって次々に多発する状態をせつ腫症という．

多数の毛包に炎症が波及して，その多数の毛包に膿栓を伴い，排膿し，自発痛や熱感が強い状態が癰である．癰では周囲にも強い炎症症状が波及し，しばしば発熱，倦怠感，悪寒などの全身症状を伴う．

治療

　せつは炎症が軽度の場合はそのまま，せつの中に膿瘍が形成され波動を触れる場合は切開，排膿して，抗菌薬を5～6日内服する．

　中等度の場合は切開，排膿後，ガーゼを1日に2～3回換えて，抗菌薬を7～14日内服させる．癰にまで進行してしまった重症では排膿し，抗菌薬を点滴静注するほうがよい．

　近年，CA-MRSAが原因であったり，PVL（Panton-Valentine leukocidin）産生株であったり，抗菌薬の有効性の乏しい原因菌も判明するため，切開，排膿時には膿汁を用いて必ず原因菌の培養をしておく．

　小児ではまれだが，糖尿病，免疫能の低下などを背景に疾患を合併している場合は重症化して壊死性筋膜炎にまで進行することがあり，注意を要する．

保護者への説明のポイント

- 毛包炎はまれな病態ではないが，発症させないようにすることが重要である．皮膚の清潔，爪を切る，汗はかかせすぎない・かいたらよく洗う，吸湿性のよい衣類を身につけるなどの日常生活の注意が必要である．
- 石鹸の泡立てネット，垢すりなどは浴室に置かず，必ず完全に乾燥させたものを使う(近年まれながら，緑膿菌が原因の毛包炎の報告があり，調べると浴室に置いて乾燥が不十分なネットや垢すりが原因の場合が報告されている)．
- 炎症が強かったり，拡大傾向がみられたり，多発する場合は，医療機関を受診するほうがよい．

（日野治子）

ウイルス性皮膚感染症①
伝染性軟属腫
molluscum contagiosum

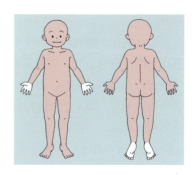

臨床のポイント

- ✓ 子どもにできるウイルス性皮膚感染症の代表は，伝染性軟属腫（いわゆる「水いぼ」）と尋常性疣贅（足底いぼ → p 72）である．
- ✓ 伝染性軟属腫は 2〜6 歳（1 歳以上，9 歳以下）に圧倒的に多くみられ，とくにアトピー体質をもつ子どもに好発する．
- ✓ 未だ原因ウイルスに対する抗ウイルス薬がないので，治療は「つまんで取る」か「自然治癒を待つ」かの二者択一である．つまんで取る際の痛みを取るリドカインテープに保険が適用され，自然治癒を待つ際には漢方薬の内服や殺菌消毒薬・自家調製薬などを塗布することが行われている．
- ✓ 外来でアトピー性皮膚炎の子どもを診察するときに，伝染性軟属腫ができていないかを常に気にかけて診察していないと見逃すことがあるので注意する．

原因

伝染性軟属腫ウイルス（molluscum contagiosum virus）による．

症状

■ 好発部位（頻度順）

全身の頭皮から手足の皮膚までできるが，手掌と足底にはできにくい．
①体幹部：とくに腋窩から側胸部（図1, 2）．下腹部，背部．②四肢：とくに上腕内側，肘窩，膝窩．③外陰部，殿部．④顔面，頸部．

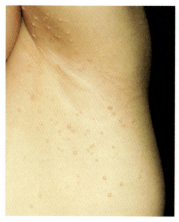
図1 左上腕から腋窩に多発する伝染性軟属腫

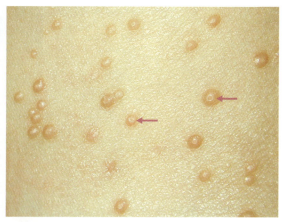
図2 多発する伝染性軟属腫
中心臍窩をもつものがみられる．

■ 初期

最初は径1mm程度の小さい硬い丘疹で，白っぽく少し透明感があるが，毛孔と見分けがつきにくい．電気の下で見るとピカピカ光って見える．最初は1個～数個で，自覚症状もないので見逃されやすい．この丘疹の内容は軟属腫小体(molluscum body)とよばれる有棘細胞内ウイルス封入体で満たされている(図3)．

■ 中期

発症から1～2か月経つと20個以上に増殖することが多く，軟属腫の周囲半径2cmくらいにざらざらとした乾燥性の湿疹反応を呈する(モルスクム反応：molluscum reaction)ようになり，患児は掻くようになる(図4)．この段階で初めて保護者が気づいて，病院を受診することが多い．

■ 終期

発症から数か月経つと，全体で数十～百個以上に増加する．個々の伝染性軟属腫の大きさも数mm大まで大きくなり，中心臍窩[*1]をもつことがある(図2)．周囲の湿疹病変も悪化するとともに，軟属腫自体が赤みを帯びるようになる．しかし発症から1年後には，自然退縮が始まることが多い．自然消退後には針でついたような点状の陥凹を残すことがある．血清中自己抗体の報告があり，終生免疫を得る

[*1] 中心臍窩：ウイルス性の丘疹の中央にできる丸い凹み．

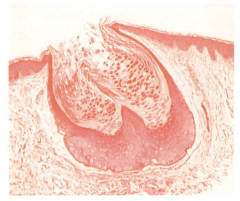

図3 表皮内の軟属腫小体
(写真提供：ちとふな皮膚科クリニック
江畑俊哉先生)

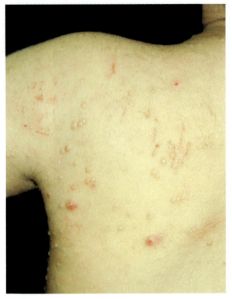

図4 モルスクム反応による搔破

とされている．

感染経路
患部皮膚を直接接触，あるいは患者が用いた直後のタオルやプールで使用するビート板などとの間接接触によると考えられ，潜伏期は14〜50日とされる．

鑑別疾患
稗粒腫，アトピー性皮膚炎の毛孔一致性丘疹（→ p 18），扁平疣贅（→ p 74），毛孔性角化症（毛孔性苔癬，→ p 154），蚊刺症による小児ストロフルス[*2]．

治療
❶摘除：小鑷子で軟属腫の根元をはさんで摘除する．瞬間的に疼痛があり，少し出血するが，数個以内なら苦痛は少ない．それ以上摘除するとなると，幼児はその痛みに耐えられない．その疼痛緩和にリドカイン含有局所麻酔薬（ペンレステープ®）が保険適用されており，1日に2枚までの使用を限度として，1時間貼付し

[*2] 小児ストロフルス：主に蚊刺のあとに生じる数mm大の痒疹．

た後に摘除する．

❷**漢方薬ヨクイニンエキス内服**：保険適用はないが，尋常性疣贅に対する作用機序を応用し，比較的効果はある．粉末もあるが，錠剤は幼児でも噛み砕くことができる．事前に麦アレルギーのないことを確認し，2～6歳で4～8錠/日を1か月単位で継続内服させて経過をみる．

❸**患部の角層を融解させる方法**：個々の軟属腫に綿棒でグリコール酸などのピーリング製剤・イソジン®液などを塗布する，あるいはスピール膏®を貼付する．

❹**液体窒素凍結療法**：綿棒に液体窒素をしみこませて患部に軽く当てて凍結する．

❺モルスクム反応による搔破，および基礎にあるアトピー性皮膚炎が悪化した場合，ウイルス感染症に対してステロイド外用薬を禁忌とする原則にとらわれすぎる必要はない．ただし，ミディアムクラスのステロイド（→ p 12）を最小限に使用し，必ず1～2週間後に経過を観察する．

保護者への説明のポイント

　自然治癒すると言えども1～2年かかり，その間に大変な数に増える．総合的に考えると，数が少ないうちに見つけた場合には，放置の方針をとらずに，なるべく早く摘除するのが良心的である．あるいは早期に皮膚科専門医に紹介する．実際には，多数に増えてから困って受診する患者がほとんどである．保護者たちにとって，今どきよい治療薬がないうえに痛みを伴う治療しかないとなると，すぐに納得はしがたいものであろう．したがって，どういう治療を選択するかよく説明してから治療に取り掛かることが大切である．

　一方で，保育園・幼稚園および学校によっては，プール開きの時期が近づくと水いぼを早く治してくるようにと保護者に指導する場合や，プールに入ることを禁止させる場合がある．その際には保護者の希望に沿い，摘除を急ぐ必要も出てくる．ただし皮膚科関連学会では，文献的にプール水を介した感染はないと考察されることから，ビート板などの共用は避けるが，禁止の必要はないという統一見解を示している（→ p 238）．

（佐々木りか子）

ウイルス性皮膚感染症②

尋常性疣贅，扁平疣贅，尖圭コンジローマ
common wart, flat wart, condyloma acuminatum

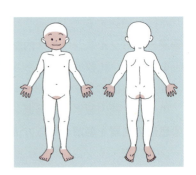

臨床のポイント

✓ いわゆる「いぼ」である．
✓ 日常，非常に高頻度にみられる疾患であるにもかかわらず一般的に知られていない．鶏眼と間違われやすく放置されやすい．
✓ 小児に好発するHPV感染症は尋常性疣贅と扁平疣贅である．まれに性感染症として尖圭コンジローマもみられる．いずれの病態も難治である．

原因

　ヒトパピローマウイルス（human papillomavirus：HPV）の感染症であり，HPVの遺伝子型によって病態が異なる．尋常性疣贅はHPV2, 4, 7，扁平疣贅はHPV3, 10，尖圭コンジローマはHPV6などが関係している．またHPV1はミルメシア，HPV57, 60は足底類表皮囊腫，子宮頸がん，疣贅状表皮発育異常症にも関与している．

尋常性疣贅　図1～3

症状

　小児の手足に好発し，足底が最も多い．その他，顔面や手指など主に露出部に好発する．皮膚の微細な傷に接触感染し，表皮細胞内で増殖する．潜伏期は長く，1～6か月に及ぶ．点ほどの大きさで始まり，徐々に拡大する．角化傾向が強く，表面は凹凸，時には亀裂が入るほどのものがある．周囲に増殖していく．

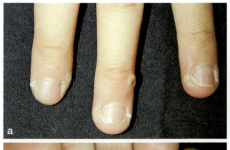
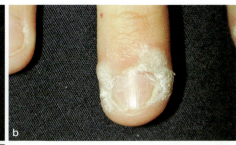
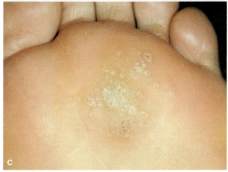

図1 ウイルス性疣贅(学童)
a, b：手指．c：足底．
(写真提供：佐々木りか子先生)

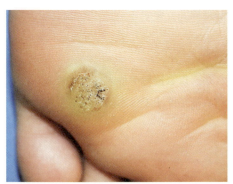

図2 右足底の尋常性疣贅(学童女児)
点状の白色疣贅が多数モザイク状に集簇し、それらの間に点々と黒い出血点がみられる．
(写真提供：佐々木りか子先生)

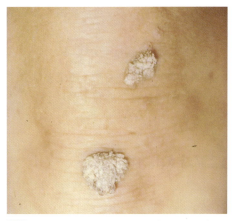

図3 膝蓋にみられた尋常性疣贅(成人例)
自家接種されて増加する．

尋常性疣贅，扁平疣贅，尖圭コンジローマ

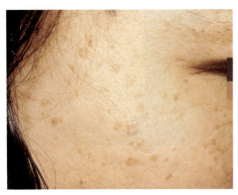

図4 扁平疣贅（成人例）
顔面に好発する淡褐色扁平小丘疹．播種状にみられる．

治療

　保険適用が認められるのは，①液体窒素凍結療法，②電気焼灼（局所麻酔下），③ヨクイニンエキス内服である．通常①が行われるが，疼痛があり長期間を必要とすることが問題で，保険適用外として，④ビタミンD_3軟膏外用，⑤グルタルアルデヒドやモノクロロ酢酸などの自家調剤薬外用，⑥炭酸ガスレーザー，⑦ブレオマイシン局注などもある．自然治癒もありうるが長期間を要する．

保護者への説明のポイント

　原因はウイルスであり，感染力は強くないが，自家接種や他人への感染もありうること，治療には長期間かかること，液体窒素凍結療法では水疱形成することがあることを説明しておく．

扁平疣贅 図4

症状

　主に青年期に顔面や手背にゴマ粒大ほどの健常皮膚色ないし淡褐色の小結節・丘疹が集簇ないし播種状に出現する．ケブネル現象で線状に配列する場合もある．自然消退する直前に急に炎症を起こし，赤く腫れる場合がある．

治療

　液体窒素凍結療法がもっぱら行われるが，ヨクイニンエキスの内服もされる．

保護者への説明のポイント

顔面に好発するため，冷やかしやいじめの原因になる場合があるので，注意する必要がある．長期間かかるが軽快することを本人，家族ともに伝えておく．治る直前に炎症反応を伴う場合があることも説明する．

尖圭コンジローマ

症状

性行為によって感染する．潜伏期は2〜3か月といわれる．外陰部や肛門周囲に丘疹・結節が集簇する．大きくなると鶏冠状やカリフラワー状と形容される状態になる．

外陰部に黒色ないし褐色の色素沈着を伴った丘疹・結節を形成する場合がある．組織学的にはBowen病と類似の所見を呈し，Bowen様丘疹症（Bowenoid papulosis）といい，尖圭コンジローマの特殊型とされる．

治療

通常は液体窒素凍結療法が行われるが，ポドフィリンによる腐食，電気焼灼なども利用される．イミキモド外用で良好な成績が得られている．電気焼灼，炭酸ガスレーザー，液体窒素凍結療法などの外科的治療およびイミキモドは保険適用であるが，ポドフィリンは適用外である．なお，イミキモドには小児の適応はない．

保護者への説明のポイント

乳幼児，小児の尖圭コンジローマはしばしば親ないし周囲の大人からうつる場合がある．欧米では小児の性的虐待でうつったとの報告もある．周囲の大人が気づいて治療をさせる必要がある．なお，小学校高学年や中学生では羞恥心から親に言えず，悩んでいる場合があるので，注意を要する．

（日野治子）

ウイルス性皮膚感染症③
単純ヘルペス
herpes simplex

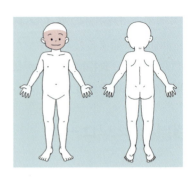

臨床のポイント

- ✓「単純ヘルペス（HSVによる単純疱疹）」と「帯状ヘルペス（VZVによる帯状疱疹）」を混同しないよう注意する．
- ✓ HSVによる単純ヘルペスには，初感染と再活性化がある．
- ✓ 広範囲に散布された病態をカポジ水痘様発疹症という．

原因

単純疱疹ウイルス（herpes simplex virus：HSV）の感染による疾患で，HSVは生物学的および抗原的相違によって1型と2型（HSV-1, 2）に分けられる．

症状

接触によって感染する．本邦では，HSV-1は口唇付近に感染し，三叉神経節に潜伏することが多く，HSV-2は仙骨部の神経節に潜伏することが多い．HSVには初感染と再活性化がある．

■初感染

初感染は2日ないし1週間前後の潜伏期の後，感染部位に病変を生じる．丘疹，小水疱が集簇するが，5～10日で乾燥，痂皮化する．炎症が強いため，疼痛が激しく，軽快した後も色素沈着を残すことがある．

乳幼児や小児では，初感染は重症化する例が多い．口唇，口腔内，歯肉にまで及び，歯肉口内炎を呈する場合がある（図1）．眼の周囲に発症することもある（図2）．

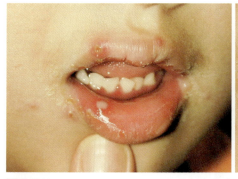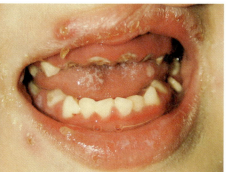

図1 単純ヘルペスによる口唇と歯肉口内炎（幼児）
（写真提供：佐々木りか子先生）

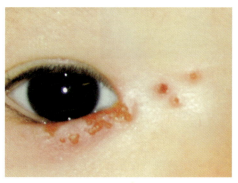

図2 右下眼瞼から内眼角の単純ヘルペス
（写真提供：佐々木りか子先生）

■ 再活性化

　HSV は感染後，知覚神経を経て知覚神経節へ行き，神経細胞内に潜伏する．疲労，日光曝露，精神的ストレス，免疫能低下などの誘因で，ウイルスは再活性化して，神経線維を通って末梢の口唇・陰部などに病変を生じる．

■ カポジ水痘様発疹症 図3

　アトピー性皮膚炎など皮膚のバリアの損傷が激しい場合，広範囲に散布された HSV によって小水疱，びらんが播種状に生じる．発熱，倦怠感，リンパ節腫大など全身症状を呈する場合がある．本邦では HSV-1 による場合が多い．

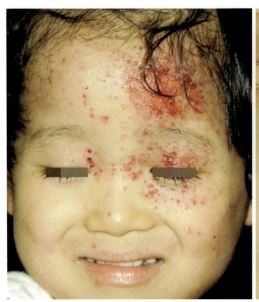
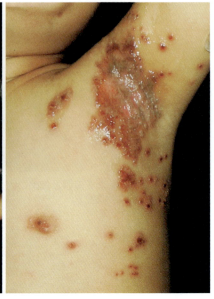

図3 カポジ水痘様発疹症（幼児）
（写真提供：佐々木りか子先生）

■ 新生児ヘルペス

生後1～2週間で発症する．分娩時などに母子感染する場合が多いが，母親は無症候性が多い．全身臓器に感染する重症の全身型，臓器症状はなく中枢神経系に感染する中枢神経型，皮膚のみの表在型に分類される．

鑑別疾患

細菌感染による膿痂疹，虫刺症，接触皮膚炎などを鑑別する．

診断

診断には皮膚病変のTzanckテストが簡便であるが，蛍光抗体法でウイルス抗原の証明が可能である．血清学的抗体の上昇，PCR法による核酸診断法も用いられる．ウイルス分離培養は確実だが，時間がかかるうえ陽性率は低い．

最近は，プライムチェック®HSV（単純ヘルペス）で短時間に単純ヘルペスの診断がつく．

治療

HSVに有効な抗ウイルス薬を用いる．アシクロビル，バラシクロビル，ファムシクロビルなどを，年齢，体重，腎機能などに加え，初感染か再活性化例かなどによって用量と投与期間を決める．性器ヘルペスでは再発抑制療法も行われる．

保護者への説明のポイント

接触感染なので，患者の使用したタオルなどは共用しないことを伝える．

学校(園)への出席

単純ヘルペス感染症は，学校保健安全法で「その他の感染症」に分類される．出席停止を指示される疾患ではないが，発熱や全身性の水疱がある場合は欠席して治療するのが望ましい(→ p 236)．

（日野治子）

真菌性皮膚感染症①

白癬, カンジダ症, 癜風
tinea, candidiasis,
tinea versicolor

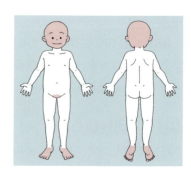

> **臨床のポイント**
>
> ✓ 皮膚の真菌感染症は，小児でも起こりうる．
> ✓ 感染部位（陰股部，頭部，足など）と真菌の種類（白癬菌，カンジダなど）によって，皮膚症状が異なる．
> ✓ 浅在性感染症と深在性感染症がある．本項では一般外来に来ることの多い浅在性感染症を取り上げる．
> ✓ 白癬菌，カンジダなどのほかに *Sporothrix schenckii*，*Fonsecaea pedrosoi* など真菌の種類は多彩である．

原因

真菌感染症は白癬菌，カンジダなどが主な原因菌である．まれながら *Sporothrix schenckii*，*Fonsecaea pedrosoi* などの感染もある．

症状

■白癬

- 頭部白癬：被髪頭部に生じ，フケの多い局面で，毛髪は抜けやすく，脱毛斑になる．2000年頃から，学生の柔道やレスリングなど格闘技の運動選手間に *Trichophyton tonsurans* による頭部白癬が多数発生している．

鑑別疾患として脂漏性皮膚炎があるが，鑑別が困難である．頭部白癬を脂漏性皮膚炎と間違えてステロイドを外用すると，肉芽腫にまで進行させてしまう．これをケルスス禿瘡(Celsus kerion)という．

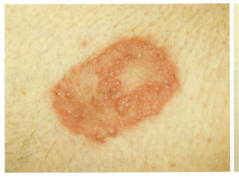
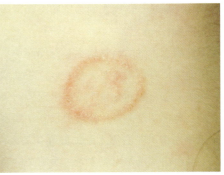

図1 体部白癬(幼児,2枚は別の患者)
(写真提供:佐々木りか子先生)

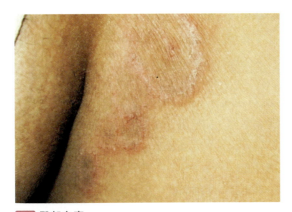

図2 殿部白癬
(写真提供:佐々木りか子先生)

- **陰股部白癬・体部白癬**(図1, 2):陰股部白癬(いわゆる「いんきんたむし」)は陰股部に,体部白癬(いわゆる「ぜにたむし」)はその他の体の表面に,境界明瞭で,多くの場合周辺がわずかに盛り上がった環状の病変がみられる.両者ともかゆみが強く,遠心性に広がっていく.

 イヌやネコの皮膚にカビがつき,これがヒトにもうつることがある.比較的小型の体部白癬がたくさんできている場合には,動物由来の真菌感染症を疑う.最近のペットブームで患者は増加している.

 環状の紅斑は真菌症以外にも多種類の疾患でみられるため,診断を確定すること

は大切である．皮膚表面の落屑を顕微鏡で観察して，真菌を証明すればよい．
- 足白癬（→ p 85）
- 手白癬：手掌に角質増生した局面を呈する．手白癬はまれであるが，足白癬や爪甲白癬に合併することが多い．手掌や手背の辺縁に鱗屑を伴い，小水疱・小膿疱が集簇した局面を呈する小水疱型，手掌や手指の関節部の落屑が顕著で角化も高度な角化型がある．後者のほうが頻度は高く，自覚症状を欠くことが多い．
- 爪甲白癬：左右第 1 趾に好発するが，どの足趾にも罹患しうる．初期は爪甲の一部に白濁点が出現する．次第に白濁部が広がり，爪甲が肥厚し，ついには全体が白濁する．もろくなり，あげくにぼろぼろと崩れるほどになることもある．
似たような症状を示す疾患には，乾癬，爪甲剥離症，細菌感染症などが挙げられる．乾癬による爪の変化は白癬と非常に紛らわしい．両者とも肥厚・白濁・もろいなどが症状として生じるが，顕微鏡検査で真菌要素を見出せば容易に診断がつく．

■ カンジダ症

カンジダは *Candida albicans* が最も多い菌種である．健常人でも口腔・消化器・腟内の常在菌であるが，病原菌となると，乳児寄生菌性紅斑，間擦疹（図3），指間びらん，口腔粘膜カンジダ症などとして発症する．

- 乳児寄生菌性紅斑（図4，→ p 53）：乳児のおむつで覆われている陰股部・肛門周囲などに紅斑が出現する．下痢が続いた後に好発する．紅斑の辺縁から周辺に粟粒大丘疹や粃糠様落屑を伴うのが特徴である．時には膿疱を合併し，炎症が強い場合はびらんを呈する．
- カンジダ性指間びらん症：小児よりむしろ水仕事の多い主婦，飲食店の食器洗いなどの職業についている人などの指間に，周辺に鱗屑を伴ったびらんがみられる．第 3〜4 指間に好発する．
- 口腔カンジダ症（図5）：鵞口瘡ともいう．新生児・乳幼児，HIV 感染や抗がん薬・ステロイド・免疫抑制薬などの使用中に免疫能低下状態などでみられる．口腔粘膜，舌背などに白色苔状物が固着する．顕微鏡下でカンジダを証明する．

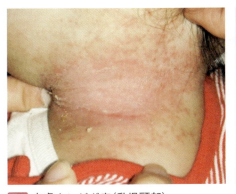

図3 皮膚カンジダ症（乳児頸部）
(写真提供：佐々木りか子先生)

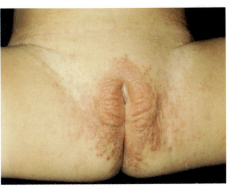

図4 乳児寄生菌性紅斑
(写真提供：佐々木りか子先生)

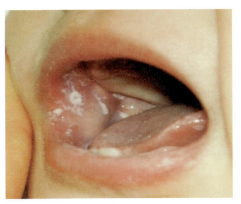

図5 口腔カンジダ症（乳児）
(写真提供：佐々木りか子先生)

■ 癜風
でんぷう

　Malassezia furfur による．夏期や多汗症に好発する．胸部・背部，腋窩などに黒褐色ないし赤褐色あるいは白色を呈し，俗に「黒なまず」ともいわれる．脂漏性皮膚炎との鑑別が必要になる．粃糠様落屑を伴うため，これを KOH 顕微鏡検査（下記参照）すると，ウインナソーセージ様の菌糸が証明できる．

鑑別疾患

脂漏性皮膚炎，乾癬，爪甲剥離症，細菌感染症．

診断に必要な検査
　皮膚の真菌感染症の確実な診断は，病変部に真菌要素を証明することである．
- **KOH顕微鏡検査**：浅在性真菌症では，病変部から採取した試料をKOH液で処理し，顕微鏡下に観察して菌要素を見出せば診断できる．カンジダ症も同様に行い，仮性菌糸と丸い分芽胞子が見られる．
- **培養**：真菌の存在を確定し，しかも菌種を同定するには培養して菌を得る必要がある．

治療
　皮膚表在性真菌症の治療は通常，抗真菌薬を外用する．かつて内服薬しかなかった爪甲白癬には，1日1回塗布するエフィナコナゾールまたはルリコナゾールが有用である．

保護者への説明のポイント
　病変部位は石鹸でよく洗い清潔にすること，衣類もまめに洗濯することが大切である．また，家庭内や周囲にまき散らさないように履物や入浴後の足拭きマットは共有しないこと，湿った状態ではより感染しやすくなること，清潔に乾燥させておくことが予防に重要であることを伝える．

学校（園）への出席
　白癬，カンジダ症は学校保健安全法で「その他の感染症」に分類される．出席停止の必要はないが，他者との接触には注意が必要である（→ p 236）．

〈日野治子〉

真菌性皮膚感染症②

足白癬
tinea pedis

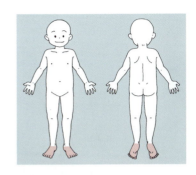

> **臨床のポイント**
> ✓「水虫」や「たむし」などといわれるが，虫ではなくカビ，すなわち皮膚の真菌症である．
> ✓ 小児には少なかったが，近年徐々に増えてきている．

原因

通常は糸状菌，とくに白癬菌が原因真菌である．

症状

足白癬という病名のように，足が好発部位である（図1）．症状によって，おおむね3つの型，小水疱型，趾間型，角質増殖型に分けられる．

- **小水疱型**：足底にケシ粒大から粟粒大ほどの小さな水疱（みずぶくれ）が散在または集簇して出現する．膿疱が混じったり，その皮が剥けてびらんになったり，乾燥して落屑となったりと，多彩な症状を呈する．
- **趾間型**：最も多くみられ，趾間に鱗屑を伴った紅斑またはびらんを呈する．じくじくと湿って，亀裂を形成することがある．趾間がぴったり接触していると生じやすく，第4趾間は好発部位である．この趾間型白癬から細菌性二次感染を併発し，蜂窩織炎やリンパ管炎を起こす例もある．
- **角質増殖型**：足底の角層が硬く肥厚して，カサカサになる．時にはひび・亀裂などで，歩行時に疼痛を訴える．

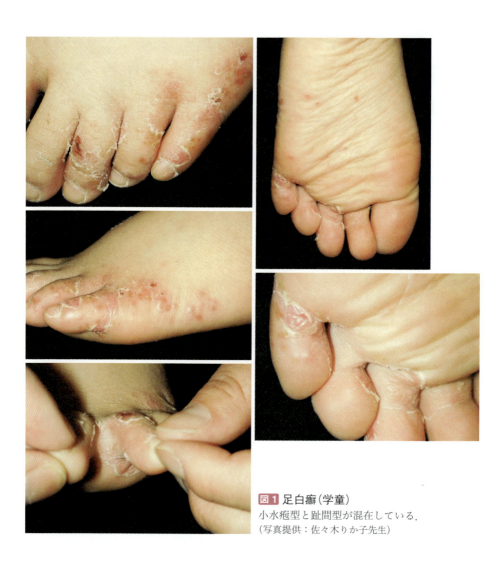

図1 足白癬（学童）
小水疱型と趾間型が混在している．
（写真提供：佐々木りか子先生）

どの型も，かゆみがある場合もない場合もある．「水虫だからかゆい」と一概にはいえない．

鑑別疾患

一般的に，足がかゆくなる皮膚病はすべて水虫と思われがちであるが，実際には，ほかの皮膚病である場合が多い．

- **足の湿疹**：アトピー性皮膚炎の小児の足には，足背，足底などに湿疹病変がみられる．
- **ズック靴皮膚炎**：小児の足は靴の中で蒸れて湿り，歩行・運動など機械的刺激で，容易に小水疱を形成する．かゆくてひっかいたりすると，皮膚炎を生じる．実際にズック靴のゴムでかぶれる場合があるが，多くは機械的刺激による刺激性の皮膚炎である．靴の大きさ，吸水性のよい靴下などの注意が必要である．
- **汗疱**：小児の手足は汗腺の機能が盛んなため，靴の中で蒸れたり，はだしでも湿っている．夏期に好発する．多汗ゆえに小水疱が形成され，水疱，落屑がみられるが，通常膿疱は生じない．かゆくてひっかいてしまうなど，発汗トラブルによって生じる状態である．通常は手掌・手指に出現するが，時に靴などで蒸れて発汗が亢進するため，足底にもみられる．小水疱が出現すると足白癬との鑑別が難しく，真菌の存在をチェックする必要がある．
- **掌蹠膿疱症**：小児にはまれながら，手掌，足底に多数の小水疱・小膿疱が集簇して出現し，経過が長い．季節とはあまり関係なく，左右対称に出現する．顕微鏡で検査しても真菌は見つからない．扁桃炎，虫歯などの感染巣，金属のアレルギーなどが誘因ともいわれるが，原因はまだ明白ではない．足白癬の小水疱型との鑑別が難しい場合がある．

診断

診断には，病変部の鱗屑を削り取ってKOH液で処理し，顕微鏡で白癬菌の有無を調べる．菌種を同定するためには培養して菌を得る必要がある．

治療

足白癬は抗真菌薬の外用が基本的治療であるが，角質増殖型足白癬と爪甲白癬は内服治療によらないと治療が困難である．他の鑑別疾患を否定して，足白癬と診断できた場合に抗真菌薬の治療を始める．

■ 外用療法

近年は1日1回の塗布で十分に効果をあげられる外用薬がつくられている．最も頻用されているのはイミダゾール系の外用薬で，白癬やカンジダなど浅在性真菌症に有効である．

■ **内服療法**

　白癬の内服治療には，皮膚への移行性と貯留，抗菌力などが優れているテルビナフィン，ホスラブコナゾール，イトラコナゾールが主になってきている．とくに角質増殖型白癬は抗真菌薬の外用では十分な治療効果が得られず，内服療法をしたほうがよい場合もある．

保護者への説明のポイント

- 足白癬の治療で最も大切なことは，抗真菌薬を根気よく，丁寧に外用することである．最近の外用抗真菌薬の多くは1日1回外用するだけで十分な効果が得られる．入浴後，角質層がふやけて軟らかいときに趾の間も含め，抗真菌薬を決められた回数きちんと塗る．一見よくなったようにみえても，さらに1～2か月間は塗り続ける．
- 足をよく洗う．趾間も丁寧に洗い，よく乾かす．蒸れるとよくないので，靴下を通気性のよいものにして，靴も蒸れないものにする．五本趾の木綿の靴下などもよい．
- 家庭内や周囲にまき散らさないように，はきものやスリッパ，入浴後の足拭きマットは共有せず，各々別のものを使用する．湿った状態では，より感染しやすくなる．清潔に，乾燥させておくことが予防に重要な条件である．直接身につける衣類もまめに洗濯して，よく乾燥させる．

〔日野治子〕

ダニ・シラミによる皮膚感染症①

疥癬
scabies

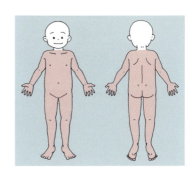

> **臨床のポイント**
>
> ✓ 疥癬はヒゼンダニがヒトの皮膚の角層に寄生して増殖し，かゆみの強い皮膚病変を生じる感染症である．
> ✓ 性感染症の一つであるが，高齢者用の介護施設などでも流行する．小児は家族内感染が最も多く，また集団感染もあるので注意する．
> ✓ 病型としては，通常型と非常に寄生数の多い角化型がある．

原因

ヒゼンダニ（疥癬虫，*Sarcoptes scabiei* var. *hominis*）が原因となる．雌成虫は約400μm，雄成虫は雌の60％くらいの大きさで，卵は3～5日で孵化し，脱皮しつつ幼虫，若虫，成虫になる（図1）．生活環は10～14日である．雌成虫が表皮角層にトンネルを掘り進み，4～6週間に2～4個/日産卵する．

症状

感染経路

性感染症として扱われるが，最近では高齢者用の介護施設での流行もみられ，デイケアなどで感染してきて家族にうつすことがある．祖父母から乳幼児に感染し，その乳幼児が保育所へもち込むと，流行を生じてしまう．

通常型疥癬は肌と肌の接触感染であるが，寝具などを介しての感染もある．角化型疥癬はダニ数が多く，脱落した角質でも感染する．

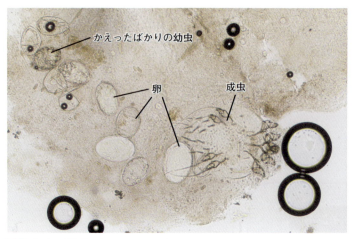

図1 疥癬の原因となるヒゼンダニ

■潜伏期間

通常型疥癬は感染して約1〜2か月である．角化型疥癬は虫数が多く，潜伏期も短い．

■症状・経過

通常型疥癬は，感染して潜伏期の後，体幹・四肢に丘疹・紅斑が播種状に出現する（図2, 3）．激烈な瘙痒を訴え，とくに夜間に強い．陰部・腋窩の米粒大の結節，手掌・足蹠，手首などの疥癬トンネルは特徴的である．

角化型疥癬（ノルウエー疥癬ともいわれた）は全身に皮疹が生じ，手足の爪，手掌・足蹠の角質肥厚が顕著である．全身に及び，紅皮症状態を呈する場合もある．

鑑別疾患

初期は湿疹と区別しにくい．ステロイド薬を外用させると，悪化さらには角化型まで進行させてしまう例があるので，注意が必要である．

診断

診断は，顕微鏡検査でダニを検出することである．通常型疥癬では皮疹に疥癬トンネルを見つけること，ダーモスコープで虫体を見つけ，その部位の皮膚片から虫体または虫卵を顕微鏡下に確認すればよい．角化型疥癬はフケ程度でも無数の虫

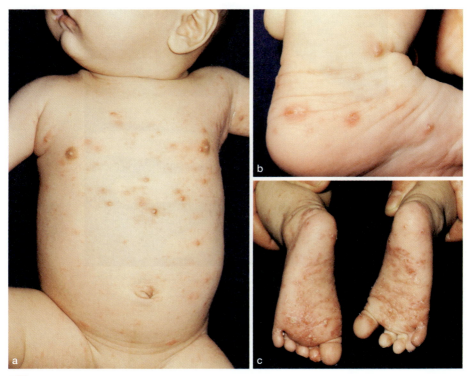

図2 乳児の疥癬
体幹部(a)に丘疹，紅褐色の小結節，粃糠疹が多発している．足踵(b)および足底(c)に丘疹，水疱，膿疱，落屑がみられる．
(写真提供：佐々木りか子先生)

体・虫卵を証明できる．

治療

　保険適用が認められる内服薬はイベルメクチンである（ただし，体重15 kg以上の小児）．外用薬はフェノトリンローション，イオウ（軟膏にして用いる）である．
　保険適用外で頻用されるのは，クロタミトン含有外用薬である．安息香酸ベンジルを自家調剤したり，本邦では入手できないペルメトリンを個人輸入する場合もある．

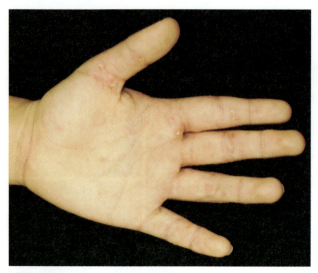

図3 小児の疥癬
（写真提供：兵庫医科大学皮膚科学 夏秋 優 先生）

保護者への説明のポイント

- 家庭内や高齢者施設内感染が多い．その結果，乳幼児に感染し，保育所で問題になることがあるので注意する．
- リネン，衣類は毎日交換する．50℃以上の湯に10分以上浸したのちに洗濯する．寝具および部屋は掃除機をかける．
- 角化型は隔離の必要があるが，通常型は治療さえ始めれば通常に生活して構わない．
- 疥癬は潜伏期があるため，集団で発生した場合，いったん終息したと思ってもしばらく後に感染が判明する場合もあり，患者周囲の長期間の経過観察が必要である．

学校（園）への出席

疥癬は学校保健安全法では「その他の感染症」に分類される．治療を始めれば学校への出席停止は不要である．ただし，角化型は治癒するまで外出も禁止である（→p 236）．

（日野治子）

ダニ・シラミによる皮膚感染症②
マダニ刺症
tick bite

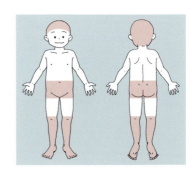

臨床のポイント

✓ マダニは動物に寄生して吸血する大型のダニである．山野などで木・草の上で待機して，動物が来ると寄生する．
✓ ライム病，日本紅斑熱，重症熱性血小板減少症候群，野兎病など多種の疾患を媒介する．

原因

　ダニの1種で，目に見える大型のダニである（はじめはごま粒ぐらいの大きさだが，吸血すると7～8 mmになる）．本邦ではシュルツェマダニ，タカサゴキララマダニ，ヤマトマダニ，ツツガムシなどがいる．

症状

　ヒトに寄生したマダニは咬着場所を探して口器を刺入し吸血する（図1, 2）．7～10日間かけて十分に吸血すると自然に脱落する．マダニが皮膚に吸着してもほとんど自覚症状がなく，かなり虫体が大きくなるまで気づかない場合が多い．刺咬部は軽度の発赤を生じるが，わずかに出血，水疱を形成する例もある．
　マダニは吸血時に唾液腺物質を皮膚に注入するが，これがアレルゲンとして作用する場合がある．また，病原体をもつマダニは唾液腺物質とともに病原体もヒトに注入し，感染させてしまう場合がある．

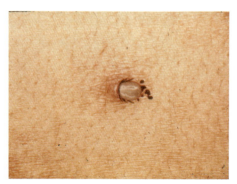

図1 マダニ刺症
吸血するマダニ.

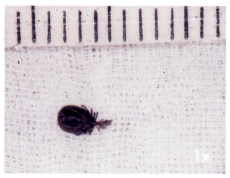

図2 吸血していたマダニ
周囲の肉片を切除し，摘出した．マダニは吸血して増大していた．

鑑別疾患

「急にほくろができた」とか，「急に腫瘍ができたので悪性の癌ではないか」と来院する例が多い．

治療

　吸血している最中のマダニは口器が真皮と固着しているうえ，口器が逆鋸歯状になっていて容易には引き抜けない．口器の一部が皮膚内に残ってしまうと異物肉芽腫を形成するため，局所麻酔下に虫体・口器ごと切除するのが安全である．小児で外科的処置が困難な場合は，虫体ごとワセリンを塗って窒息させて抜き取る，ティックツイスター®（マダニ除去器具）を使うなどさまざまな方法が用いられている．

　ライム病発症の予防として，テトラサイクリン系，ペニシリン系などの抗菌薬を1〜2週間内服させる場合が多いが，病原体をもつマダニの多い地域でなければ不必要という説もある．

マダニに媒介される疾患

ライム病

　本邦ではシュルツェマダニが媒介するスピロヘータの一種であるボレリアが原因の疾患で，3期に分けられる．第1期は刺咬後，数日〜数週間で刺口を中心に遠心

性に拡大する紅斑が出現し，数週〜数か月続く．発熱，筋肉症状など全身症状は乏しい．第2期は感染後数週〜数か月で，発熱，環状紅斑，リンパ球腫などがみられる．欧米でみられるような神経症状，心臓病変，筋肉痛・関節痛などは少ない．第3期は感染後数か月〜数年で，慢性萎縮性肢端皮膚炎，関節炎などがみられるが，本邦ではごくまれである．治療はテトラサイクリン系，ペニシリン系抗菌薬の投与である．感染症法では第4類感染症で，診断した医師は直ちに最寄りの保健所に届け出なければならない．

■日本紅斑熱

リケッチア感染症である．西日本で発症する例が多い．マダニ刺症後，1週間ほどで高熱，四肢・体幹に丘疹・紅斑が播種状に出現する．マダニ刺口は痂皮を伴い，時に小潰瘍になる．治療はテトラサイクリン系抗菌薬を用いる．

■重症熱性血小板減少症候群(severe fever with thrombocytopenia syndrome：SFTS)

マダニ媒介のブニヤウイルスが原因で，潜伏期は6〜14日である．高熱，腹痛・嘔吐などの消化器症状，血小板減少，白血球減少，肝障害などを呈する．西日本を中心に報告され，治療は対症療法でしかなく，死亡率が高い．

保護者への説明のポイント

- やたらに野山，草むら，林などに入り込まない．
- 野山を散策するときは，長袖・長ズボンなどを着用し，肌を露出しない．虫よけ剤(ディートやイカリジン)などを使用する．
- 皮膚に寄生したマダニ刺症を見つけた場合は，口器を残さず除去する必要があるため，無理やりむしり取らない．

（日野治子）

ダニ・シラミによる皮膚感染症③

アタマジラミ
head louse

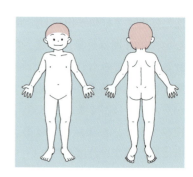

> **臨床のポイント**
>
> ✓ 人に寄生するシラミはヒトジラミ科のコロモジラミ（衣服に寄生）とアタマジラミ（頭髪に寄生）と，ケジラミ科のケジラミ（陰毛と睫毛に寄生）である．
> ✓ 今日しばしば遭遇するのはアタマジラミとケジラミであるが，小児に寄生し，学校保健で問題になるのはアタマジラミである．

原因

アタマジラミは2〜4mm程である（図1）．卵から成虫になるまで17〜20日，成虫の時期は20〜30日である．雌は50〜150個の卵を産むといわれている．

症状

アタマジラミは頭部に寄生し，毛の根元に産卵する（図2）．ヒトからヒトへ接触感染するため，とくに戯れて遊ぶ幼児・小学生に感染者がみられる．通常は無症状だが，瘙痒のため搔破し二次感染を併発することもある．

鑑別疾患

頭にかゆみを生じる湿疹・皮膚炎との鑑別は重要であり，誤ってステロイド外用薬を処方すると悪化する．アタマジラミの診断は，頭髪の中に虫卵，虫体を見つけることである．虫体は必ずしも見つけられないことが多いので，虫卵を肉眼で確認する．虫卵は白いフケのようにみえるが，毛に固くこびりついて取れない．毛を滑ってとれるものはフケやヘアキャスト（毛鞘）であるので，容易に鑑別できるが顕

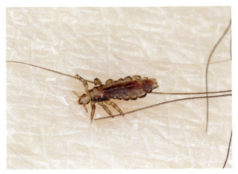
図1 吸血虫のアタマジラミ
(写真提供：兵庫医科大学皮膚科学 夏秋 優 先生)

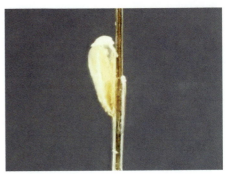
図2 アタマジラミの卵
(写真提供：兵庫医科大学皮膚科学 夏秋 優 先生)

微鏡で鏡検すれば確実である．

治療

　ピレスロイド系のフェノトリン外用薬を使用するが，保険適用がないことが問題である(フェノトリンの適用は疥癬のみ)．市販されているフェノトリンパウダーやフェノトリンシャンプーを患者に購入してもらって治療するしかない．最も確実な除去方法は，虫卵を梳き櫛で梳きとること，虫卵の付いた毛髪を切ることである．

保護者への説明のポイント

　発生した場合はその患児の属する集団で駆除すべきであることを伝える．家族，園や学校などのほかに，近年は学習塾などでも集団感染することがあり，場合によっては地域ぐるみの治療が必要となる．
　集団生活においては早期発見・早期治療が第一である．櫛・ブラシなどの共用を避け，シーツ，枕などのリネン類をよく洗うよう伝える．

学校(園)への出席

　アタマジラミは学校保健安全法では「その他の感染症」に分類される．学校保健安全法や関連学会の統一見解では，治療を開始すれば，登校停止やプール授業の禁止は必要ないとされている(→p 236〜238)．

(日野治子)

発疹症（全身性）①

麻疹
measles

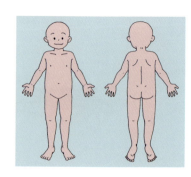

臨床のポイント

- ✓「はしか」とよばれ，小児に好発するウイルス感染症である．重症になる例が少なくなく，時に死亡例もある．
- ✓ 二峰性の熱型，発疹期の初期の口腔内 Koplik 斑は特異的である．
- ✓ 現在でも麻疹ウイルスに特異的な薬剤はなく，対症療法のみである．
- ✓ 予防接種は効果が大きく，1 回でも 95% 以上の免疫獲得が可能といわれる．
- ✓ 麻疹と風疹の発生抑制のため，MR ワクチンが 2006 年から 2 度定期接種となった．1 回目は 1 歳児，2 回目は 5〜7 歳未満の小学校就学前（1 年間）である．

原因

一本鎖 RNA の麻疹ウイルス（measles virus）による．本邦で主流であった遺伝子型 D5 は 2010 年を最後に検出されておらず，2015 年に WHO から麻疹の排除認定をされた．時に外国からの輸入感染が起こることがある．

症状

■ 好発部位
全身に皮疹が出現する．

■ 感染経路
麻疹ウイルスは感染力が非常に強い．抗体がなくてウイルスに曝露した場合は 90% 以上の感染率である．飛沫核による空気感染，飛沫感染，接触感染など経気道的に感染する．

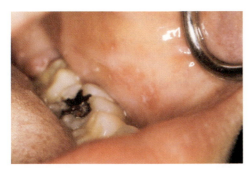

図1 Koplik 斑（成人例）
麻疹に特異的にみられる口腔粘膜の白色小丘疹．

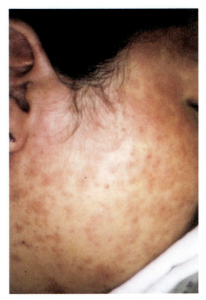

図2 顔面の皮疹
皮疹は全身に出現する．

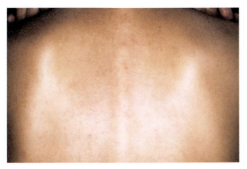

図3 背部の皮疹
全身に出た発疹は癒合して紅皮症のようになる．

経過

麻疹はおおむね3期に分けられる．

- **潜伏期**：感染すると10～12日の潜伏期の間に増殖する．
- **前駆期**：増殖して第一次ウイルス血症を起こすと，二峰性の先鋒の高熱およびくしゃみ・咳・鼻汁などが強い時期（前駆期，カタル期）で発症する．前駆期が3～4日続き，いったん少し解熱したのち二峰性の後峰（発疹期）へ移行する．
- **発疹期**：第二次ウイルス血症が生じて，初期に口腔粘膜に Koplik 斑がみられる．Koplik 斑は口内粘膜の白色小丘疹で，麻疹に特異的である（図1）．発疹期には顔面をはじめ（図2）上部から下方へ全身に及ぶ発疹が生じる（図3）．40℃前後の高熱，激しい咳・咽頭痛の呼吸器症状，下痢・嘔吐・腹痛など消化器症状も特徴である．その後数日で解熱し，全身症状は徐々に軽快する．発疹は示指頭大までの浮腫性紅斑で全身に及ぶ．紅色から暗赤色を経て，色素沈着を残して軽快する．

感染力は発熱による発症から発疹出現の4〜5日に強い．合併症がなければ8〜10日で回復するが，一過性に免疫抑制を生じて細菌感染などを併発しやすいため，重篤になる例がまれならず生じる．典型的な経過をたどる病態のほかに非典型的麻疹として，修飾麻疹，出血性麻疹，亜急性硬化性全脳炎(SSPE)などがある．近年，青年期に麻疹の流行があり，secondary vaccine failure が問題になっている．

鑑別疾患

風疹(→p 101)，伝染性単核球症(→p 122)，薬疹(→p 147)．

診断

臨床症状と経過から比較的容易であるが，酵素抗体法(EIA法)またはゼラチン粒子凝集法(PA法)などで抗体の上昇を証明すれば確実である．

治療

対症療法のみであり，脱水に注意し，補液が必要である．一時的に免疫能の低下を伴う場合は抗菌薬の投与を行う．抗体がない免疫低下児，生後1年以内の乳児などが麻疹患者に接した場合，曝露から72時間以内であればγグロブリンを投与すると予防可能とされる．高熱にはアセトアミノフェンなどを用いる．

保護者への説明のポイント

- 家庭では保温，十分な水分補給が必要である．
- 同胞などが患児に接した場合，3日以内ならばワクチン接種，6日以内ならばγグロブリンで発症を抑えられる可能性がある．

学校(園)への出席

麻疹は学校保健安全法の第二種感染症として扱われ，「解熱後3日を経過するまで」出席停止とされている(→p 236)．現実的には高熱・全身の消耗性疾患であることや細菌性疾患の合併，肝障害などによってただちに登校可能とならない例が多い．なお，感染症法第5類全数把握感染症であり，診断した医師はただちに最寄りの保健所に届け出なければならない．

〔日野治子〕

発疹症（全身性）②

風疹
rubella

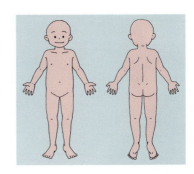

> **臨床のポイント**

- いわゆる「三日ばしか」．かつては小児に好発したが現在では予防接種をしていない成人例が多い．
- 全身に細かい丘疹が播種状に出現する．眼球は充血し，頸部やとくに耳後部のリンパ節腫脹が特徴．
- 確実な診断にはペア血清（急性期と回復期の2回）で抗体の上昇を確認する．
- 風疹ウイルスには催奇形性があるため，妊娠中の感染に気をつける．
- 生後1年および小学校入学前の1年間の2回，予防接種（MRワクチン）を受けておく必要がある．妊婦のワクチン接種は禁忌である．

原因
風疹ウイルス（rubella virus）による．

症状

■ 好発部位
全身に皮疹が出現する．

■ 感染経路
飛沫感染で，経気道的に感染する．

■ 経過
潜伏期は2〜3週間で，その間に上気道粘膜，所属リンパ節で増殖し，ウイルス血症を起こす．全身に散布され，軽度の発熱，耳後部や頸部のリンパ節腫脹（図1）

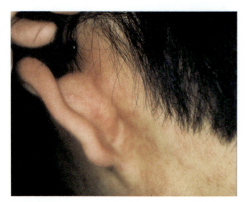

図1 風疹でみられた耳後部のリンパ節腫脹

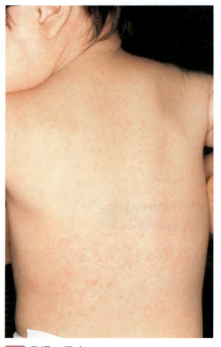

図2 乳児の風疹
ほぼ全身に粟粒大の紅色小丘疹が出現する．癒合して紅皮症状態になる．
（写真提供：馬場直子先生）

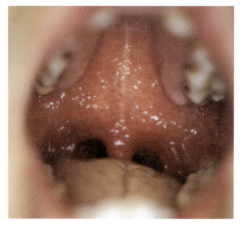

図3 口腔内の発赤・丘疹（Forchheimer 斑）
風疹のみならず，他のウイルス感染症にもみられることがある．

とともに発疹が出現する．発疹は粟粒大までの紅色小丘疹で，急速に全身に拡大する（図2）．その後4〜5日で，色素沈着を残さず消失する．

発疹と同時期に，高頻度に硬口蓋に紅色小斑・紫斑がみられる（図3）．Forchheimer 斑といわれるが，風疹に特異的ではない．全経過5〜6日で軽快する．眼瞼・眼球結膜は充血するが，カタル性の炎症で消退するまでに1週間ほどを要する．

■ 検査

急性期に白血球や血小板数の減少，肝機能の低下をみることがある．

鑑別疾患

風疹とよく似た発疹を呈する疾患は非常に多い．麻疹(→ p 98)，伝染性単核球症(→ p 122)，伝染性紅斑(→ p 110)などのウイルス感染症，溶連菌感染症(→ p 117)のような細菌感染症，さらに紅斑・丘疹型の薬疹(→ p 147)など多彩である．

- ジカウイルス感染症，デング熱：外国から帰国したか，蚊に刺された病歴があるか問診する．皮疹のみでは鑑別できず，血清抗体価の上昇またはPCR法による検索が必要である．

治療

風疹の治療は対症療法である．すなわち，発熱には非ステロイド性抗炎症薬のアセトアミノフェンが用いられる．皮疹は時にかゆみが強い場合があり，抗ヒスタミン薬を内服させる．

■ ワクチン

風疹ウイルスには催奇形性があり，妊娠早期に風疹に罹患すると，経胎盤的に胎児が感染し，先天性風疹症候群(congenital rubella syndrome：CRS)を生じたり，時には死亡する．感染する妊娠時期によって，胎児の受ける影響も種々である．難聴・白内障・動脈管開存症を三徴候としているが，その他の先天性心疾患，感覚器などにさまざまな障害を生じる．妊娠1か月ではCRSの発生率は50～60％以上といわれる．妊娠前の抗体検査はぜひ行うべきであり，抗体のない場合は予防接種を受ける必要がある．なお，接種は妊娠していないことを確かめた後に行い，接種後2か月の避妊が必要である．

保護者への説明のポイント

通常，風疹の予後はよい．まれに肝障害，白血球・血小板数の減少が長引く例があることを伝える．ワクチン接種の確認も行う．

風疹に罹らないようにするため，ひいてはCRSを発症させないために，予防接種をしておく必要がある．風疹は定期接種で，麻疹とともにMRワクチンとして接種される．生後1年および小学校入学前の1年間の2回接種である．

学校(園)への出席

　風疹は学校保健安全法の学校感染症第 2 種に分類され,「発疹が消失するまで」出席停止とされている(→ p 236). また感染症法第 5 類全数把握感染症であり, 7 日以内に(実際はできるだけ早く)最寄りの保健所に届け出なければならない.

　感染後の潜伏期は 2〜3 週間であるが, 発疹が出現する前後 1 週間がウイルスの排泄期間とされている. 解熱とともに血中ウイルスは消失し排泄ウイルス量は激減するため, 学校への出席も可能である. 保育所, 幼稚園への出席, および成人の出勤への対応もこれに準ずる.

(日野治子)

発疹症(全身性)③

水痘，帯状疱疹
varicella(chickenpox), herpes zoster

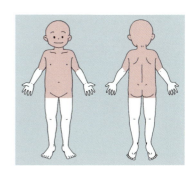

> **臨床のポイント**
>
> ✓ 小児に好発するが，成人の罹患例も多い．小児例は比較的軽くすむ場合が多いが，成人では肺炎や肝障害を合併する重症例もある．
> ✓ 厚生労働省予防接種部会の水痘ワクチン作業チームによれば，水痘ワクチンの抗体陽転率は約90％，罹患防止では80〜85％，重症化防止の観点では100％とされる．ワクチン後の水痘罹患は6〜12％にみられるが，いずれも一般的に軽症例が多い．
> ✓ 軽症の水痘罹患者は虫刺されやあせもなどとの鑑別が困難な場合がある．診察の際には必ず予防接種歴を確認する．

水痘(水疱瘡)

原因

　水痘は水痘帯状疱疹ウイルス(varicella-zoster virus：VZV)による初感染の状態である．その後潜伏していて，再活性化すると帯状疱疹として現れる．

症状

■ 感染経路

　飛沫核による空気感染ないし飛沫感染であるが，皮膚の水疱・膿疱にウイルスが存在するため，接触感染もありうる．通常は上気道から感染し，約2週間の潜伏期間にウイルスは所属リンパ節で増殖すると血中へ入り，ウイルス血症で網内系へ

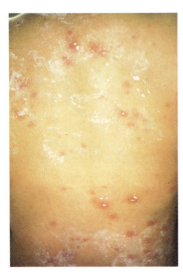

図1 水痘（体幹）
体幹にみられた小丘疹，小水疱．フェノール・亜鉛華リニメント（俗称：カチリ）を塗って白くなっている箇所がある．

運ばれ増殖する．さらに二次ウイルス血症で皮膚へ到達し，細胞内で増殖しつつ細胞を侵襲するため，水疱が形成される．

■ 経過

体幹をはじめ，ほぼ全身に皮疹が出現する（図1）．顔面・頭部にも皮疹がみられるが，四肢末梢は顔面や体幹に比べてやや少ない．まず小丘疹が出現し，さらに中心臍窩（→p 69）をもつ小水疱を形成する．水疱は経過とともに膿疱を経て乾燥，痂皮化した後，脱落する．皮疹は次々に出現し，各々の皮疹は1〜2週間でこの経過をたどるため，新旧の皮疹が混在する．自覚的にはかゆみがある例が多く，搔破してびらんを形成したり，潰瘍化して治った後に瘢痕を形成する場合がある．時には細菌感染して膿痂疹を合併することもある．

■ 臨床検査

通常の小児例ではまれながら，成人の重症例では，初期に白血球・血小板数の減少，肝障害でAST・ALTの上昇がみられる．

診断

典型的な経過や症状を示す例の診断は困難ではないが，小児の軽症例では毛包炎や虫刺されなどとの鑑別が必要な例がある．丘疹や小水疱部の塗抹試料をTzanckテストでウイルス性巨細胞を認識すれば診断できる．

急性期と回復期のペア血清で血清抗体価 IgM，IgG の有意な上昇を確認すれば確実である．血清抗体価の上昇確認には日数がかかるが，PCR 法による咽頭，尿，水疱内容のウイルス DNA の検出は短時間で結果が出るうえ確実である．最近は，デルマクイック® VZV でも迅速に診断できる．

治療

　VZV に感受性のある抗ウイルス薬を使用する．アシクロビルを通常 20 mg/kg/回，1 日 4 回内服，バラシクロビルも有効である．重症例は入院して抗ウイルス薬を点滴静注する．かゆみが強い場合は抗ヒスタミン薬・抗アレルギー薬を併用する．

　以前はカチリ（フェノール・亜鉛華リニメント，カルボール・チンク・リニメント）を塗布し，多くの病変につけて真っ白になった患児をよく見かけたものである．冷却効果があり，水痘の瘙痒を鎮静化するには十分であったが，病変部にこびりつき，つぶれた水疱やびらんには乾燥・上皮化の遷延化を招くため使用しにくい．また，水痘には保険適用がされておらず，最近ではあまり使用されていない．

■ 予防接種

　水痘ワクチンは 2014 年 10 月から定期接種になった．2 回接種が基本で，1 回目は生後 12～15 か月に，2 回目は 1 回目から 3 か月以上あけて接種する．水痘罹患の既往がない場合は 2 回接種を行う．水痘の既往がある場合，抗体の有無をチェックして IAHA 法で 1：8 以上ならば感染防御ありとする．水痘ワクチンは生ワクチンであり，白血病や免疫能低下の状態，抗がん剤使用中などは接種できない．

■ 予防

　水痘に罹患した患者の周囲では，水痘感染の既往がない，または抗体のない場合にはウイルス曝露後 3 日以内ならワクチン接種によって予防または軽症化できる．しかし家族などは曝露の時期を正確に把握することは困難で，3 日を過ぎている場合が多く，免疫能低下やさまざまな条件下でワクチン接種できない場合もある．その際は抗ウイルス薬を服用すると，たとえ罹患しても軽症ですませられる．

保護者への説明のポイント

　感染力が強いため，同胞がいる場合や抗体のない家族がいる場合は，患児をできるだけ隔離する（軽症例が増えているため，実際には無理なことが多い）．高熱が継続している間は無理せずに，入浴する場合もシャワーにする．患部の洗浄や石鹸の

使用を禁止する必要はない．洗浄をやめてしまう保護者が多く，かえってとびひになることもあるので注意するよう伝える．口腔内の病変は食事の摂取に支障を来たす場合があるので，摂取できるものを摂らせる．

学校（園）への出席

水痘は学校保健安全法で「すべての発疹が痂皮化するまで」出席停止とされている（→ p 236）．水疱はおおむね5〜10日で乾燥・痂皮化する．痂皮にウイルスは認められず，感染源にはならない．

帯状疱疹

原因

帯状疱疹は，水痘として体内に侵入したVZVが再活性化した状態である．

症状

過労・ストレス，重症感染症，悪性腫瘍などの誘因で再活性化した際に，潜伏していた神経支配領域に皮疹を生じる．三叉神経，肋間神経などが好発部位で，一定の神経支配域に丘疹・小水疱が集簇する（図2）．小水疱は中心臍窩をもつが，次第に膿疱化し乾燥，2週間ほどで痂皮化する．炎症が強く，びらんや潰瘍を形成する例も少なくない．

高齢者，糖尿病・腎障害・免疫不全・抗がん剤使用者など背景に疾患をもつ場合，皮疹の重症化，さらに帯状疱疹後神経痛に悩まされる例が多いが，小児例は比較的軽症で経過する症例がほとんどである．

治療

小児の軽症例では，局所的にはジメチルイソプロピルアズレン（アズノール®）軟膏などの処置をする．発赤腫脹が顕著な場合は全身的に抗ウイルス薬を投与する．

新生児の水痘と帯状疱疹：近年，新生児水痘や乳幼児の帯状疱疹の報告がみられる．経胎盤感染が妊娠3か月内に起きると先天性水痘症候群，妊娠4か月から出産2週以前に罹患すると乳幼児期に帯状疱疹を発症しうる．母体が出産2週前から出産2日後までに発症した場合は新生児水痘を発症し，重症になる場合がある．

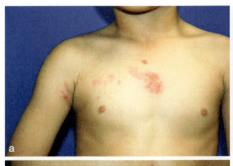
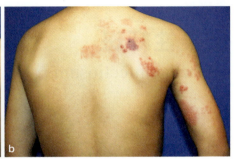
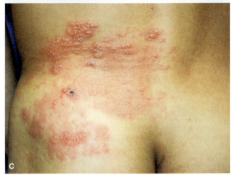

図2 帯状疱疹
a, b：7歳男児．右上胸背部，右腋窩上腕部に数mm大の炎症の強い水疱が集簇し，神経走行に沿って配列している．
c：15歳男児．左腰殿部の帯状疱疹．
（写真提供：佐々木りか子先生）

汎発疹がある場合はウイルス血症発症とみなし，水痘と同様の治療や対処をする．
　成人は疼痛を訴えるが，小児はむしろ瘙痒を訴える例があるので，抗ヒスタミン薬を用いる場合もある．発熱，疼痛の対処にはアセトアミノフェンを用いる．

保護者への説明のポイント

　原因はVZVであり，水痘と同じウイルス感染症であることを説明する．水疱内にはVZVが存在し，接触感染も起こりうることを伝える．

学校（園）への出席

　学校保健安全法の「その他の感染症」に分類され，登校は病変部を覆ってあれば可能とされている（→p 236）．顔面など覆いきれない部位の場合は休ませざるを得ない．また同解説に従えば，水疱が痂皮化すれば感染力はなくなるが，水疱および湿潤している状態では感染力があるので，保育園・幼稚園の登園はできない．

〔日野治子〕

発疹症（全身性）④
伝染性紅斑
erythema infectiosum

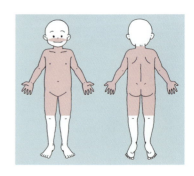

臨床のポイント

✓ いわゆる「りんご病」で，小児・学童に好発する．成人にも感染し，とくに小児から感染しやすい母親や看護師などの女性に多い．
✓ 妊娠初期の感染では胎児水腫を起こす危険がある．

原因
ヒトパルボウイルス（human parvovirus）B19による．

症状
■感染経路
飛沫感染で経気道的に感染する．ウイルス粒子が小さいため除去できず，ごくまれに血液製剤を介して感染する場合がある．

■経過
ヒトパルボウイルスB19に罹患すると，約1週間でウイルス血症を起こす．この頃に咽頭・鼻粘膜にウイルスが証明され，軽度の感冒症状を呈することがある．その後1週間程で発疹の出現をみる（図1）．小児では顔面に蝶形ないし平手打ち様の紅斑が出現するため，俗に「りんご病」といわれる．発疹は次第に上腕外側，体幹，大腿へも出現する．融合し，さらに網状ないしレース模様の網状紅斑を呈する．5〜7日で消退する．
いったん消退した後でも日光照射や入浴，緊張などで再燃することがある．ウイ

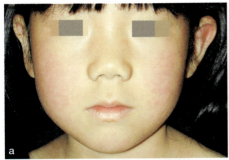
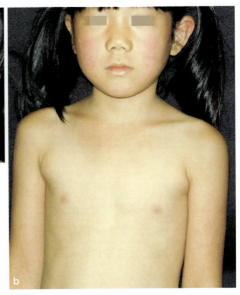
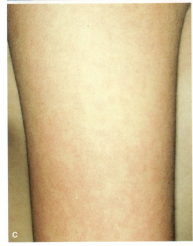

図1 伝染性紅斑(学童女児)
a：頬の蝶形紅斑．
b：体幹のびまん性紅斑．
c：上腕の網状紅斑．
(写真提供：佐々木りか子先生)

ルスの排泄は感染後約2週間であり，紅斑出現時にはウイルス排泄がなくなっているとの報告が多い．

■ 好発年齢

　伝染性紅斑は小児に好発するが，成人例も少なくない．成人例では，前駆症状としての関節痛や筋肉痛などの全身症状，関節腫脹などが小児に比べ顕著であり，皮疹も風疹様など多彩である．このウイルスは不顕性感染が少なくなく，また潜伏期に感染力が強いため，病院，保育所，学校などでも知らぬ間に感染し，流行につながるケースもある．

■ 診断

　確定診断としては，血中ウイルス抗体を測定する．ヒトパルボウイルス B19 特異 IgM 抗体は感染 14〜15 日で上昇し，1〜2 か月で低下する．IgG 抗体は感染 2〜

3週で上昇しはじめる．

■ 合併症

　ヒトパルボウイルス B19 は，ウイルスレセプターをもつ細胞に感染する．とくに骨髄の赤芽球系細胞を侵襲して血液疾患の aplastic crisis を起こしたり，妊娠中の感染では胎児水腫を生じ流産したり，IgA 血管炎のアナフィラクトイド紫斑，関節炎，肝炎，肺炎などさまざまな症状を呈する．

鑑別疾患

　小児では特有の顔面の紅斑，四肢の網状紅斑から診断は難しくない．一方，成人例では臨床症状から風疹（→ p 101），伝染性単核球症（→ p 122）などの他のウイルス感染症との鑑別が難しく，足関節や膝関節の腫脹・疼痛が顕著で，リウマチ性関節炎との鑑別が必要な場合もある．

治療

　対症療法である．かゆみがあれば抗ヒスタミン薬を内服させる．発熱があれば，アセトアミノフェンなどの内服もやむを得ない．

保護者への説明のポイント

- 通常，伝染性紅斑の予後はよいことを伝える．
- 顔面・四肢の皮疹は，いったん消失しても興奮や入浴，日光曝露などに誘発され出現する．これは数週間継続する場合がある．
- 妊婦の感染では胎児水腫を起こし，流産の危険があるため，妊婦は感染しないように注意する．
- 溶血性貧血などの患者は感染によって aplastic crisis を起こすことがあり，感染しないように注意する．

学校（園）への出席

　伝染性紅斑は学校保健安全法で「その他の感染症」に分類される．発疹が出現したときはすでにウイルス血症がピークを過ぎ，感染力が弱まっていることから，発疹のみでは登校（園）停止にはならない（→ p 237）．

（日野治子）

発疹症（全身性）⑤
手足口病
hand-foot-mouth disease

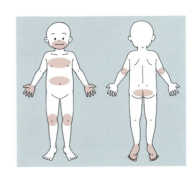

> **臨床のポイント**
>
> ✓ 原因は数種類のウイルスなので，何回か罹患する児も少なくない．
> ✓ 手掌・足蹠・口腔内に症状が好発するため手足口病（hand-foot-mouth disease：HFMD）といわれる．
> ✓ 乳幼児に好発し，園内で流行することが多い．小児から感染した保護者の発症も少なくない．
> ✓ 皮疹軽快後も糞便から数週間排出されるので，排便後，オムツの交換後の手洗いは十分にする．

原因

コクサッキーウイルス A16，A10，エンテロウイルス 71 が知られているが，近年コクサッキーウイルス A6 の流行もある．

症状

■ 好発部位
手掌，指，足底，口内は好発部位（図1, 2）だが，体幹，殿部，四肢，とくに肘頭，膝蓋などにも丘疹や水疱が出現する．

■ 感染経路
排泄物を介して経口または飛沫によって経気道的に感染するが，水疱内ウイルスの接触によっても感染する．初夏から秋にかけて流行し，不顕性感染（発疹や発熱などがなくて知らない間にかかっている）が少なくない．

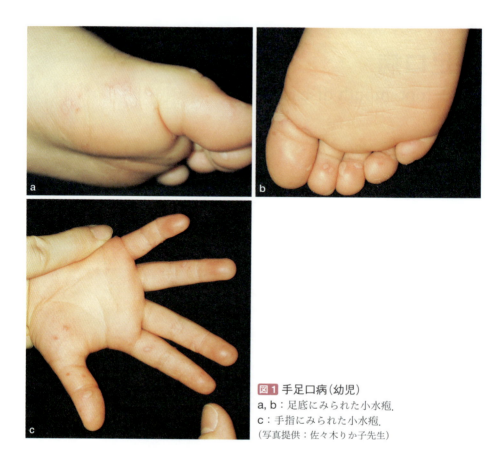

図1 手足口病(幼児)
a, b：足底にみられた小水疱.
c：手指にみられた小水疱.
(写真提供：佐々木りか子先生)

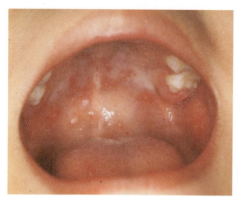

図2 手足口病でみられた軟口蓋の紅斑とびらん

経過

　潜伏期は2〜7日，平均3日である．感染するとウイルスは腸管壁内で増殖し，リンパ管を経由し血管内でウイルス血症を生じる．毛細血管の壁から漏出し，線維芽細胞内・マクロファージ内などでも増殖しつつ皮膚へ達し，表皮内に水疱を形成する．手足口病では，腸管で増殖したウイルスが糞便に排泄されるほか，咽頭，皮膚の水疱内容にもウイルスを証明できる．

　ウイルス血症が起こり手掌・足底・体幹・口内に丘疹や小水疱が多数出たり，パラパラとだけ出たりする．肘頭・膝蓋・殿部にも赤い丘疹や小水疱が高頻度にみられる．手掌，足底の水疱は皺や指紋などに一致した楕円形の形を呈するが，肘頭や膝蓋，殿部の水疱はむしろ丸い．口腔内では，口腔粘膜や舌にアフタ・小潰瘍を形成する．皮疹は数日〜1週間ほどで乾燥し，痂皮化する．疼痛が強く，歩行困難，食物・水分摂取不可能になる場合がある．皮膚の水疱は数日〜1週間ほどで乾燥し，痂皮化し，剝離・脱落する．

　数週間後に爪甲の脱落，変形を生じる例がある．とくにコクサッキーウイルスA6が原因の場合，爪甲の変化が生じやすいといわれている．

　全身症状は倦怠感，37〜38℃の発熱などがあるほか，下痢・嘔吐などの消化器症状を呈することもある．ごくまれに髄膜炎や心筋炎を合併することがある．髄膜炎などの神経合併症はエンテロウイルス71による症例に多く，心筋炎はコクサッキーウイルスA16による症例に多くみられる傾向がある．

鑑別疾患

　特徴的な症状から診断は難しくないが，多数の小水疱があちこちに出ると，水痘（→ p 105）との鑑別を要することがある．水痘は紅暈に囲まれた中心臍窩のある小水疱で，水疱内容の塗抹ギムザ染色でウイルス性巨細胞を証明するが，手足口病の水疱には巨細胞は見出されない．水痘も手足口病も，小水疱の内容，咽頭拭い液に，それぞれの原因ウイルスが証明される．とくに手足口病は糞便にウイルスが証明される．その他，血清中ウイルス抗体価の上昇を調べ，急性期と回復期の2回測定し，抗体価が4倍以上上昇していれば感染と診断できる．

治療

　通常は対症療法であるが，合併症に応じて全身療法が必要である．発熱時はアセ

トアミノフェンなどを用い，小児では瘙痒を訴える場合は抗ヒスタミン薬を処方することもある．

保護者への説明のポイント

- 口の中の発疹のために，乳幼児では痛くて食欲不振や飲水摂取低下で脱水や不機嫌になる場合がある．食べられるもの・飲めるものを与えて，脱水にならないように注意する．
- 原因ウイルスは糞便から数週間も排出されるため，おむつ交換後の手洗いをよく行うよう指導する．保育所など集団生活をしている幼児では，本人にもトイレの後の手洗いを十分にさせる．

学校(園)への出席

手足口病は学校保健安全法で「その他の感染症」に分類される．水疱が乾燥して，咽頭の炎症・口内疹が治っても糞便中にウイルスが2～4週間も排出されるため，急性期のみ登校停止をしても無駄であり，本人の状況に応じて対処してよい．関連学会の統一見解でも，全身症状がなければ休む必要はないとしている(→p 237)．

（日野治子）

発疹症（全身性）⑥

溶連菌感染症
β-hemolytic streptococcal infection

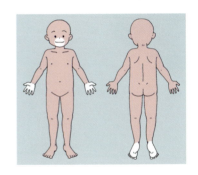

> **臨床のポイント**
>
> - 扁桃炎，伝染性膿痂疹，中耳炎，肺炎，化膿性関節炎，骨髄炎，髄膜炎など，さまざまな症状を示す．
> - 溶連菌による扁桃炎はかつて猩紅熱といわれ，法定伝染病に指定されていた．
> - 小児に好発するが，成人例もまれにある．
> - ペニシリン系抗菌薬が有効であるが，まれに腎障害やリウマチ熱を併発することがあり，十分な期間の治療を必要とする．非常にまれながら，ショックに至る劇症型もある．
> - 迅速診断キットが便利であるが，咽頭培養も行い，確診する必要がある．

原因

A群β溶血性連鎖球菌（*Streptococcus pyogenes*）による．

症状

■ 好発部位

*S.pyogenes*が産生するerythrogenic toxin（発赤毒）による全身性感染症で，全身が発赤する（図1）．初期は陰股部・大腿内側，膝窩，上腕内側などの間擦部からびまん性の発赤腫脹が始まり，急激に全身へ拡大していく．

■ 感染経路

感染者との接触の機会が多い状況で流行する．咽喉頭炎，上気道から経口的に感染する場合が多いが，まれに外傷の二次感染として発症することがある．

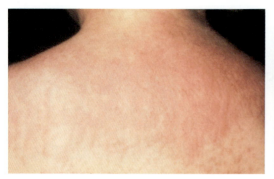

図1 溶連菌感染による体幹のびまん性発赤

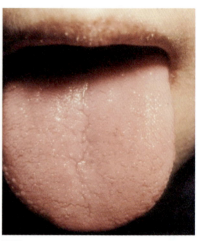

図3 溶連菌感染症でみられた苺舌と口角炎

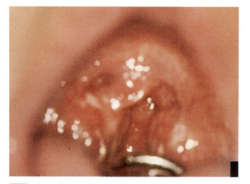

図2 溶連菌感染症でみられた炎症の強い咽頭炎

■経過

　潜伏期は2～4日で，咽頭の発赤(図2)，苺舌(図3)，耳後・頸部リンパ節腫脹，発熱などに続いて発疹が生じる．皮疹は腋窩・陰股部などの間擦部から始まることが多く，点状ないし粟粒大の毛孔一致性の紅色小丘疹が集簇し，局面を形成，急速に拡大して全身が発赤する．口周囲は蒼白，苺舌を呈する．抗菌薬による治療で皮疹は5～6日で粃糠様落屑を伴い，消退する．

　迅速検査で咽頭に溶連菌を確認すれば診断は早い．ASOは経過とともに上昇する．

鑑別疾患

　麻疹(→p 98)，風疹(→p 101)，伝染性単核球症(→p 122)などのウイルス感染

症は，臨床症状の特徴および経過をみながら，白血球数・血小板数の減少が鑑別点となる．

黄色ブドウ球菌による感染の場合は，びまん性の発赤に加え，びらんを伴う場合が多い．咽頭，皮疹部の培養で菌を確認する．

治療

黄色ブドウ球菌に比べ，溶連菌はまだ抗菌薬に耐性を示す菌が少なく，ペニシリン系，セフェム系など使用可能薬が多いが，アミノグリコシド系は有効性が低い．第一選択としてペニシリン系抗菌薬が使われる．溶連菌感染症には，まれに腎炎やリウマチ熱などの合併症があり，十分な治療を必要とする．少なくとも10日間は抗菌薬を内服させる．

保護者への説明のポイント

ワクチンはなく，家庭内感染を防ぐための抗菌薬の予防投与は推奨されていないが，免疫能の低下や若年者など，やむを得ない場合は投与も考慮することを伝える．

学校(園)への出席

溶連菌感染症は学校保健安全法の「その他の感染症」に分類されている．感染のおそれがなくなるまで出席停止であるが，適切な抗菌薬治療開始後24時間以降なら登校できる(→ p 237)．

保育園・幼稚園では，飛沫感染，接触感染としての予防策が必要である．患児に接触しても症状がなければ治療は必要がないが，発熱したら医療機関を受診し，溶連菌感染患者と接触したことを伝える．

小児，成人ともに適正な抗菌薬の投与で24時間以内に感染力は低下するものの，その後の合併症を予防するために，決められた期間はきちんと治療を続ける必要がある．

〔日野治子〕

発疹症（全身性）⑦
突発性発疹
exanthema subitum

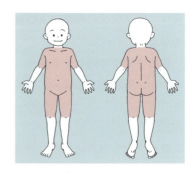

> **臨床のポイント**
>
> ✓ 突発性発疹は乳児が初めて感染するウイルス感染症とされ，生後初めての発疹を伴った発熱を経験したら，本症を疑う．
> ✓ 母親から経胎盤的に受けた抗体が消失する生後6か月頃から罹患しうる．

原因

　ヒトヘルペスウイルス 6, 7（human herpes virus-6, 7：HHV-6, 7）による感染症である．HHV-7 は HHV-6 より遅れて感染し，2 度目の突発性発疹となる場合がある．HHV-6 は潜伏感染し，いろいろな場合に再活性化する．薬剤性過敏症症候群（drug induced hypersensitivity syndrome：DIHS）などへの関与も知られている．

症状

　生後 2 年の間に罹患することが多く，0〜1 歳が 99% ほどである．母親の唾液に証明されることから，経口的または経気道的に母親から罹患する説がある．
　潜伏期は 10〜14 日で，急に 38〜39℃ の高熱が数日続き，解熱とともに発疹が出現する．発疹は紅色小丘疹ないし小紅斑で融合傾向がある（図1）．発疹は数日で色素沈着を残さず消失する．通常は発熱と皮膚病変が症状であるが，高熱期に口蓋垂の根元両脇にみられる粟粒大の丘疹（永山斑）は特徴的である．併発症状として，痙攣発作，眼瞼の浮腫，大泉門膨隆，リンパ節腫大，下痢などがみられる場合がある．脳炎，肝炎，紫斑を合併する場合がある．

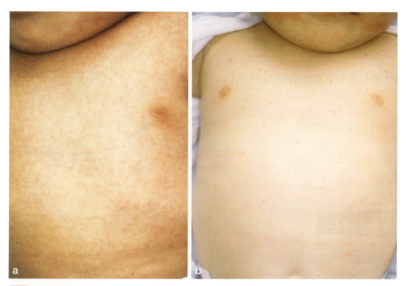

図1 突発性発疹
a, b ともに乳児男児．数日の高熱が解熱したのとほぼ同時期に出現した体幹の皮疹．丘疹・紅斑が播種状に出現し，融合傾向もある．

鑑別疾患

薬疹（→ p 147），麻疹（→ p 98），風疹（→ p 101）．

診断

特徴的な熱型と出現する皮疹から比較的容易に診断できる．保険適用はないが，ウイルス分離，PCR 法，血清抗体価の上昇をみるなどで，確定診断はできる．

治療

治療は対症療法である．発疹は数日で色素沈着を残さず消失する．

保護者への説明のポイント

高熱期に痙攣発作を起こす乳児がいるので注意が必要であるが，通常は経過および予後はよいことを伝える．

（日野治子）

発疹症（全身性）⑧
伝染性単核球症
infectious mononucleosis

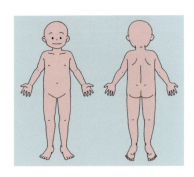

> **臨床のポイント**
>
> ✓ EBVの感染は，多くの場合は無症状か感冒症状程度で経過することが多い．
> ✓ 伝染性単核球症としての症状は思春期以降の青年期に多い．
> ✓ 感染力は強い．キスや唾液を介して感染する．

原因

EBウイルス（Epstein-Barr virus：EBV）が多い．EBVの初感染の病態である．まれにサイトメガロウイルス（cytomegalovirus：CMV）が原因の例もある．

症状

経口・飛沫感染で，潜伏期は小児で10～14日だが，成人は1～2か月といわれる．感冒症状に続いて，39℃前後の高熱と咽頭痛で発症する（図1）．高熱は長期間続き，頸部リンパ節腫脹，全身倦怠感，肝脾腫などのほかに，検査では白血球数の増加，異型リンパ球の出現，肝障害がみられる．皮膚症状は，ほぼ全身に丘疹・紅斑が出現する（図2）．ペニシリン系などの抗菌薬の投与によって高率（20～40％といわれる）に皮疹を生じる．おそらくEBV特異的細胞傷害性Tリンパ球の出現が薬剤特異的T細胞の活性化を誘発するのではないかとされている．

診断にはEvansの診断基準が用いられる．1週間前後続く高熱が解熱するとともに，ほかの症状も軽快傾向を示す．

まれに慢性活動性EBV感染症へ移行する例がある．発熱，倦怠感，肝障害など

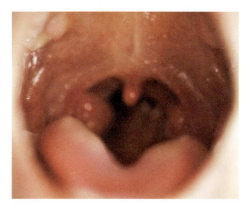

図1 伝染性単核球症による咽喉頭炎（成人例）
炎症が強い．扁桃には膿栓が詰まっている．

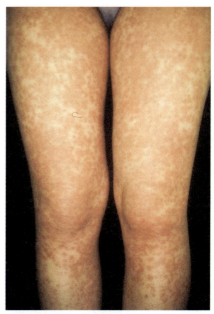

図2 伝染性単核球症における下肢の紅斑（成人例）

の症状が数か月以上持続する．無菌性髄膜炎，脳炎，ギラン・バレー症候群などの中枢神経症状，発熱・貧血・出血傾向などを示す血球貪食症候群，悪性リンパ腫，さらには上咽頭癌などの誘因にもなるといわれている．

鑑別疾患

麻疹（→p 98），風疹（→p 101）などのウイルス性発疹症，猩紅熱などの細菌感染症など，鑑別に挙げる疾患は非常に多い．また，抗菌薬の投与によって皮疹が誘発されることがあるため，薬疹（→p 147）との鑑別も必要である．

診断

臨床症状，とくに高度の咽喉頭炎および経過からおおむね推測は可能である．確実な診断は，急性期には VCA-IgM 抗体の上昇があり（EBNA 抗体は陰性），回復期には VCA-IgG 抗体の上昇，EBNA の出現を確認するためペア血清学的検索をする．

治療

　治療は全身管理し，対症療法である．高熱に対して解熱薬のアセチルサリチル酸はライ症候群を合併する可能性があり使用しない．咽頭炎に対してのペニシリン系抗菌薬は皮疹を誘発したり病状の悪化を招くおそれがあるため，たとえ咽頭炎の症状が高度であっても，抗菌薬の使用には十分な注意が必要である．

保護者への説明のポイント

- EBV の初感染で生じる病態で，いったん罹患すれば終生免疫となる．
- 通常は不顕性感染で抗体を得るが，年齢が長じて感染すると伝染性単核球症を発症する．
- 感染後，ウイルスは呼吸器から数か月にわたり排出される．

学校（園）への出席

　EB ウイルス感染症は学校保健安全法で「その他の感染症」に分類される．解熱して，全身状態が回復した場合は登校（園）可能である（→ p 237）．

（日野治子）

第4章

その他の皮膚疾患

尋常性ざ瘡
acne vulgaris

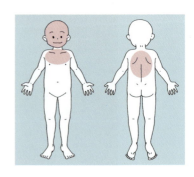

臨床のポイント

✓ 尋常性ざ瘡（にきび）は「青春のシンボル」といわれるように，思春期に好発する．
✓「にきびは皮膚科へ行って治そう」が，皮膚科のスローガンである．

原因

細菌感染，内分泌，生活様式などの多彩な要因による．思春期の内分泌のアンバランスによって血中アンドロゲンの上昇が皮脂腺の分泌亢進を生じ，毛包漏斗部に皮脂が貯留，皮膚の常在菌のアクネ桿菌が皮脂を遊離脂肪酸に分解すると，毛包漏斗部の角化異常が生じ，皮脂の貯留は増し，毛包周囲に炎症を起こす．

症状

思春期の男女の顔面，胸，背中に好発する．まず面皰（コメド）から始まる．中に角質物質，脂肪酸，細菌などを入れて，毛孔が開大して黒色栓がみえる開放面皰，開口していない閉鎖面皰がある．この面皰が炎症を起こすと周囲に波及し，紅色丘疹や小膿疱を形成する（図1～3）．多数集簇して集簇性ざ瘡，膿疱の顕著な膿疱性ざ瘡などを呈する．成長とともに徐々に軽快するが，時に炎症が強く，瘢痕を残すほどの例もある．

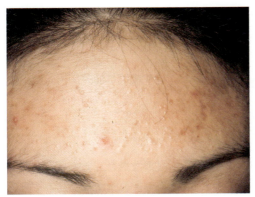

図1 尋常性ざ瘡(高校生,額)
面皰(コメド),膿疱が混在している.

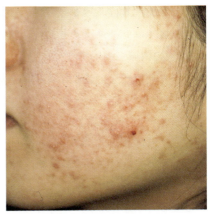

図2 尋常性ざ瘡(大学生,頬)
多数の面皰(コメド),膿疱が集簇している.一部に瘢痕も混在している.

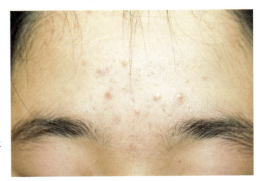

図3 尋常性ざ瘡(10歳女児,前額)
初期の軽症なざ瘡は,前額にみられることが多い.小さい黒色面皰と炎症性ざ瘡.
(写真提供:佐々木りか子先生)

鑑別疾患

臨床症状から診断は困難ではないが,ステロイド内服・外用によるステロイドざ瘡や酒さ様皮膚炎,顔面播種状粟粒性狼瘡などとの鑑別が必要な場合がある.これらは,ステロイド内服・外用の使用既往があること,通常のざ瘡の治療では難治であること,さらに生検で類上皮細胞肉芽腫を呈することなどから鑑別する.

治療

尋常性ざ瘡の治療に関しては,近年急速に種々の治療薬が承認され,2017年に日本皮膚科学会がガイドラインを出した.急性の炎症期および軽症ないし中等症には

アダパレン，過酸化ベンゾイル，クリンダマイシンなどの単剤または混合剤の外用，重症ではマクロライド系抗菌薬やテトラサイクリン系抗菌薬(小児には処方できない)の内服も併用する．

ケミカルピーリングも有効な場合がある．大きな面皰や膿疱は面皰圧出器で圧出する．

保護者への説明のポイント

- 思春期の男女に好発するため，時には心理的支持が必要な場合もある．
- 規則正しい生活，バランスのとれた食事，清潔にするなど日常生活の基本を遵守させる．十分な睡眠，心身ともにストレスのない生活が望ましい．
- 頭髪は洗髪し，清潔にする．額や頬にかからないヘアスタイルにする．額にできたにきびが恥ずかしくて髪の毛で隠している生徒がいるが，むしろ悪化させるだけと説明する．洗顔は十分にする．化粧は必要最小限にする．使用する化粧品はノンコメドと記されているものがよい．
- にきびによる顔面の状況を恥じて，登校拒否になる小児・生徒がいる．また，いじめにあう例もあり，心身両面からの治療を必要とする場合がある．

（日野治子）

円形脱毛症
alopecia areata

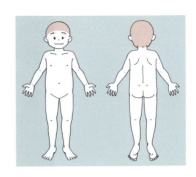

> **臨床のポイント**
> - 全年齢に生じるが，アトピー体質の幼児～青年期に好発する．
> - 突然のように数mm～数cm大くらいの円形の脱毛を生じる．
> - 全身どこの部位の毛髪にも生じるが大部分は頭髪．数はさまざまで，単発は自然治癒するが，多発するものは難治である．
> - 健康な人に突然起こる病気で，一般社会では原因はストレスだと考えられているが，研究上は原因をストレスとする有力な結果は得られていない．
> - まれに甲状腺・副甲状腺の機能異常，重症筋無力症などが合併する．

原因

自己免疫説が有力である．遺伝的な素因が背景にあり，とくに本邦・海外を含めて7割以上の患者がアトピー体質を有するため，アトピー性脱毛というとらえ方もある．病巣部では，成長期の毛包周囲にCD4$^+$T細胞の浸潤，ランゲルハンス細胞，毛球上皮細胞にMHC class I，毛包基底膜へのC3，IgG，IgMの沈着が認められ，これらの毛包は萎縮した毛髪を形成し脱毛する．

症状

脱毛部の数から単発型，多発型（図1, 2），全頭部型（図3），汎発型などに分類される．さらに多発型において，髪際部に限局するものを辺縁型とよぶことがあり，小さい脱毛が全体に生じ，円形がはっきりしない場合をびまん性脱毛とよぶ．これらは一つの型に終わらず，移行し合うことも多い．多発型，全頭部型では，しばし

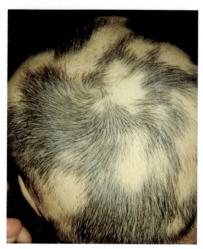

図1 円形脱毛症(5歳男児, 多発型)

ば眉毛・睫毛にも脱毛を生じる．多発型の円形脱毛症は全頭部脱毛に至ることや全身性の汎発型に至ることがある．単発型は半年くらいで自然治癒する率が高く，びまん性も同様である．多発型と全頭部型は数年以上に及び，再発率も高く，とくに汎発型の予後は悪い．

　前駆症状として，脱毛する部位に紅斑，粃糠疹，瘙痒を生じることがある．また，発熱，感冒，インフルエンザ罹患後，花粉症発症などが誘因と考えられる場合もある．

鑑別疾患

　脂腺母斑(→ p 222)，先天性皮膚欠損(→ p 223)，瘢痕性脱毛，機械性脱毛，抜毛症．

■ 抜毛症(抜毛癖, trichotillomania)

　学童，とくに10歳前後に好発する．自らの手で毛髪を引き抜くため脱毛する．主に頭髪，次に眉毛に好発する．臨床診断として円形脱毛症との鑑別が必要である．毛髪は途中で断裂し，不完全な脱毛斑で周囲との境界不明瞭(図4)，手の届きやすい前頭・側頭に多く，抜いた毛孔に血痂がついていることなどから鑑別する．ただし，非常にきれいに抜いていて，鑑別がつきにくい場合もある(図5)．

　自我が確立する時期の心理的な不安定や抑圧が背景にあり，自虐的に抜く痛さを楽しむことが多いとされている．治療としてはそっと見守る姿勢が大切で，抜毛を

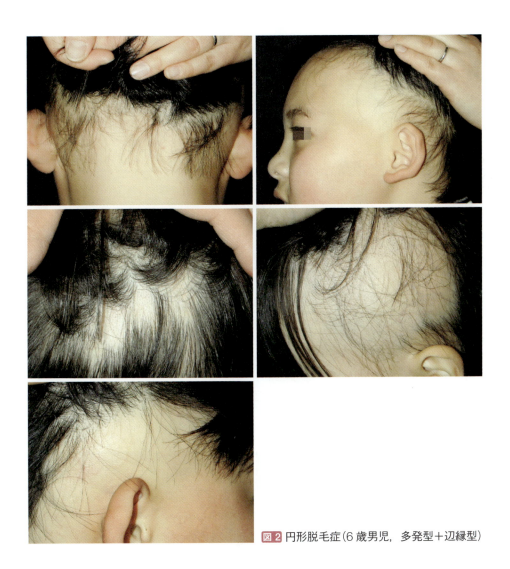

図2 円形脱毛症(6歳男児,多発型＋辺縁型)

強く叱ることは悪化を招く．本人が自覚している場合は，抜いていることを隠す．トイレや勉強部屋で一人になると行い，学校や人前では抜かない．抜いた毛がトイレや机の下にたくさん落ちていることで家人が気づくことが多いが，抜いた毛を食べている場合もある．

　医師は，外来で患者本人に，抜毛するのは悪いことではないと告げ，受け入れる．本人が抜いていることを認める場合は，比較的早く解決する．アトピー体質な

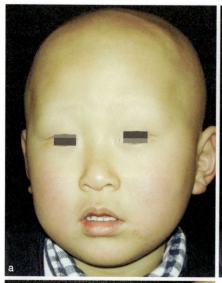
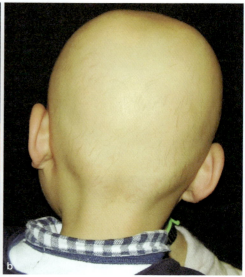
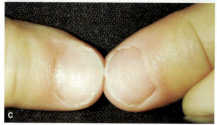

図3 円形脱毛症（3歳男児，全頭部型）
a：眉毛も脱毛している．c：男児の手の爪甲にみられた点状陥凹．

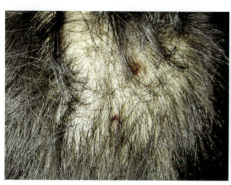
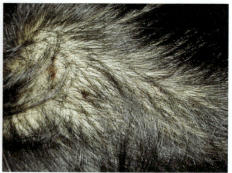

図4 抜毛症（9歳男児）
頭頂部に生じた境界不明瞭な脱毛．毛髪は途中で断裂し，引っ張ったための出血とその後の痂皮形成をみる．

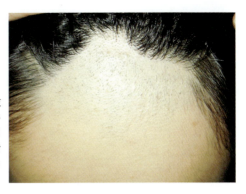

図5 抜毛症（11歳女児）
抜毛癖でも，境界が明瞭になるほどきれいに抜く場合があり，円形脱毛症と鑑別がつきにくいことがある．しかし円形はとっておらず，不自然な境界を形成していること，手が届く場所であること，拡大鏡でみると毛髪が断裂していることが特徴である．あとは問診から診断する．

どで頭皮にかゆみのある湿疹がある場合は，それに対する投薬を行う．抜く際に無意識に手が行く子どもも多いので，自宅にいるときに帽子やバンダナをして，抜いていることを気づかせるだけでよくなる場合も多い．

治療

円形脱毛症におけるステロイド外用は初期に効果が出る可能性がある．詳細は，日本皮膚科学会診療ガイドラインを参照のこと．

本邦独特の円形脱毛症治療であるカルプロニウム塩化物外用，セファランチン内服はそれぞれ単独で高い効果は望めないが，併用療法として選択する価値がある．アトピー体質の小児には抗アレルギー（ヒスタミン）薬の内服を勧める．小児の重症難治な症例は，自家調製薬としてのSADBE（squaric acid dibutylester），DPCP（diphenylcyclopropenone）の水溶液塗布による局所免疫療法は比較的効果がある．16歳以上の難治例には，ステロイド内服，NUVB（ナローバンドUVB）照射を行う．

保護者への説明のポイント

小児の円形脱毛の原因を簡単にストレスだと限定すると，保護者は育て方や学校において何か問題があるかと悩むことが多い．治療には時間がかかるが，根気よく行うように励ます．治療と併行して，本人や家族が望む場合は義髪の装着もアドバイスする．難治な患者と家族が抱える悩みは大きいので，常に寄り添う気持ちで治療にあたることが必要である．

（佐々木りか子）

虫刺症
insect bite

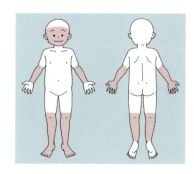

> **臨床のポイント**
> ✓ 乳幼児は吸血性の虫刺症により遅延型アレルギーを起こし，時間が経ってからリンパ浮腫を呈する．
> ✓ ブヨやネコノミは慢性痒疹に移行して難治化することがあるので初期に積極的に治療を行う．
> ✓ ハチ刺症ではアナフィラキシーとハチ毒の交差感作に注意する．

吸血性の皮膚炎

原因・症状

　蚊，ブヨ（ブユ），ノミ，ダニ，アブなどによる（ダニ・シラミについては→p 89～97）．年齢，体質により反応が異なる（アトピー体質の小児はひどくなる傾向あり）が，通常小児は新生児期を除いてこれらに刺されると遅延型アレルギー反応を起こすので，1日遅れて強い腫れや水疱形成を起こしてから家族が気づくことが多い．経過も長くかかる．

■ **蚊刺症** 図1

　本邦ではアカイエカ，ヒトスジシマカが全国に生息し，これらによる蚊刺症は1年を通じてあるが，夏季に好発する．衣類上からよりも，露出部を刺す．また室内では，夜間就寝中に刺されることが多い．とくに顔，耳，手関節・足関節から遠位端を刺されると，乳幼児はリンパ浮腫を起こし，開眼できなくなったり，周囲数cmにわたり腫れることが多い．刺し口は水疱を形成することがある．

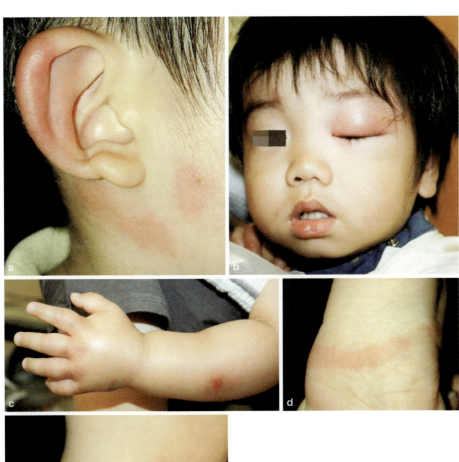
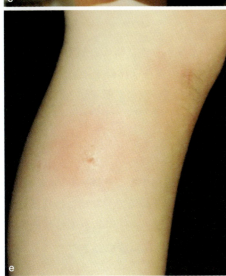

図1 蚊刺症
乳幼児期は，刺された翌日に遅延型アレルギー反応を起こす．耳介(a)，眼瞼(b)，手(c)は刺されるとリンパ浮腫を起こし強く腫脹する．衣類から露出した部位に刺し口を頂点とした急性痒疹がみられる(e)．足底(d)は刺された部位からリンパ管に沿う線状の紅斑と腫脹をよく起こす．

虫刺症

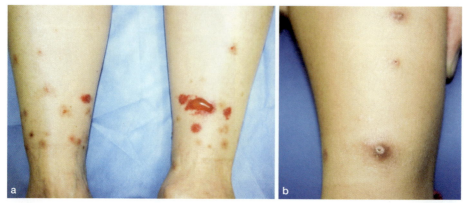

図2 ブヨ刺症（学童，下腿）
a：林間学校でズボンの裾から露出した皮膚を刺され，多数の亜急性痒疹が生じている．血疱を形成している．
b：ブヨ刺症が治癒せず，数か月続いている慢性痒疹（a とは別症例）．

■ ブヨ（ブユ）刺症 図2

　夏の林間学校や旅行先で，野外で露出した下腿を刺されることが多い．刺された部位は最初，出血するのが特徴である．翌日から強いかゆみのある赤い小結節がみられる．中央に刺し口がある．慢性痒疹に移行しやすく，数年の経過を取ることがある．

■ ネコノミ刺症 図3

　ネコノミは飼いネコや野良ネコに寄生する．ネコから飛び移れる飛距離内にあるヒトの下腿を刺すが，室内で飼っているネコからの場合は体幹・上肢でも刺される．遅延型反応を呈し，慢性痒疹に移行しやすい．強い水疱を形成するのが特徴である．

治療

　顔や耳などを刺された場合は，激しく腫れても痒疹化することは少ないが，四肢の遅延型反応は慢性痒疹に移行して難治になることが多いので，初期に積極的に治療をしたほうがよい．ストロングクラス以上のステロイド外用薬を1日数回塗布し，抗ヒスタミン薬を初期に1〜2週間内服させる．慢性痒疹にはタクロリムス軟膏も有効である（満2歳以上の小児）．

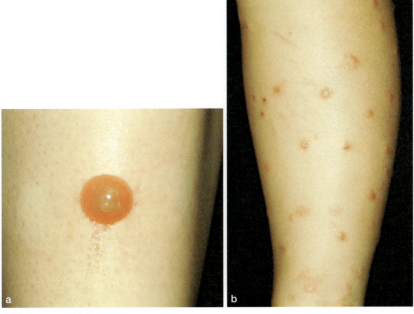

図3 ネコノミ刺症
a：中学生下腿．下腿伸側に，緊満したリンパ液と血液を含んだ水疱を認める．
b：幼児の下腿．

保護者への説明のポイント

　経験がない保護者は虫によるものだということ，とくに蚊刺されが原因だということには，すぐに納得しない場合もある．遅延型反応を呈する小児の症状についてよく説明し，治療もしっかり行うよう指導する．

ハチによる皮膚炎

原因・症状

　ミツバチ，アシナガバチ，スズメバチなどによる．ハチは刺された瞬間に激しい疼痛を生じ，原因の虫を目にすることも多い．即時に刺された部位の発赤，腫脹を生じ，数時間で消退することが多い．過去にハチ刺症の経験があり感作が成立している場合は，アレルギー反応が加わる．すなわち，即時型アレルギー反応として

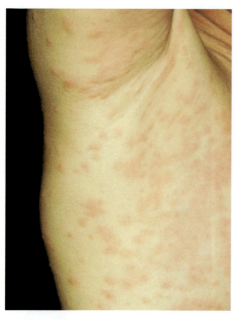

図4 チャドクガ皮膚炎(学童,右腋窩・上腕内側胸部にかけて)
多数の毒針毛が刺さった数mm大の急性痒疹が集簇多発する．

は,刺された直後〜20分以内に全身にかゆみを伴う蕁麻疹,腹痛,嘔吐,呼吸困難,アナフィラキシーショックなどが起こる．遅延型アレルギー反応としては24〜48時間で局所に紅斑と腫脹を認める．

治療

　アナフィラキシー反応は,当然のことながら救急対応が必要である．局所反応のみに対しては,患部を冷却してステロイド外用薬と抗ヒスタミン薬内服でよい．ハチアレルギーの可能性がある場合は,アドレナリン自己注射薬(エピペン®)を処方して携帯させる．また,精製ハチ抗原による減感作療法の有効性が報告されている．

保護者への説明のポイント

　アシナガバチとスズメバチはハチ毒に交差感作性があるので,注意する．攻撃性のあるハチの巣に近づいたり,つついたりしないように教育するよう伝える．

ドクガの幼虫(毛虫)による皮膚炎

原因・症状
　毒針毛が接触し皮膚に刺さることにより起こる．ドクガが直接触れなくても風に乗って衣類や皮膚に付着すると起こる．遅延型反応を起こすので，1日遅れて小さい急性痒疹が体幹，四肢などに集簇多発する(図4)．瘙痒感が強い．

治療
　「ハチによる皮膚炎」と同様だが，刺さった針を広げないようにシャワー浴の流水でよく洗い流す．

保護者への説明のポイント
　チャドクガの幼虫による皮膚炎が最も高頻度にみられるが，チャドクガの幼虫は5～9月にツバキやサザンカの葉に生息するので，それらの木のあるところは避けて遊ばせる．抜け殻にも毒針毛があるので，注意するよう伝える．

〈佐々木りか子〉

凍瘡
pernio

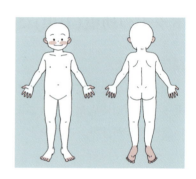

> **臨床のポイント**
>
> ✓ いわゆる「しもやけ」．
> ✓ 体質によるところが大きいが，寒冷刺激を避け，悪化を予防することも重要である．

原因
寒冷刺激により小動静脈がうっ血して炎症を起こすことが原因で，発汗も関連する．発症しやすい体質があると考えられている．

症状
冬季に小児の足底，足趾に好発する（図1）．手指，耳介・耳朶，頬にも生じる．突然，暗赤色〜赤紫色の浮腫性紅斑を生じ，軽い疼痛やかゆみを生じる．水疱や潰瘍を生じることもある．

鑑別疾患
虫刺症（→ p 134），伝染性膿痂疹（→ p 58），深在性ループス．

治療
ビタミンEの外用や内服を行う．症状に応じてステロイド外用薬，ヘパリン類似物質含有外用薬も用いる．

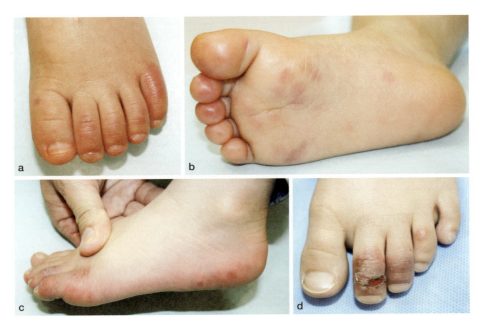

図1 足部の凍瘡
a〜c：幼児．
d：学童．潰瘍がみられる．

保護者への説明のポイント

　帰宅後はすぐに足を洗い，よく水分を拭き取る．汗で濡れた靴下のまま，暖房器具にあたらせないようにする．裸足で冷たい床を歩くと生じやすいので，低年齢児は注意するよう伝える．

（佐々木りか子）

熱傷
burn

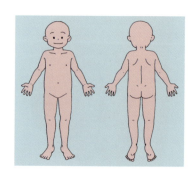

> **臨床のポイント**
> ✓ 熱傷とは高温刺激によって皮膚が傷害された状態である．
> ✓ 範囲，深さ，受傷の状況，部位，年齢に応じた処置が必要になる．

症状

熱傷は，局所の損傷の程度とその範囲から重症度が決まる．

■ 熱傷の原因

❶ **火炎による場合**：顔面では気道浮腫や角膜の傷害を併発することがある．直後にはその程度が軽いようにみえても，重症の場合がある．

❷ **高温の物体による場合**：高温の粘稠度の低い液体では表面を流れ広範囲になりやすく，粘稠度の高い液体または固体では固着して，深くなりやすい．

❸ **低温熱傷**：湯たんぽのように低温のものでも，長時間の接触で思いがけず深い低温熱傷を生じる．

❹ **化学熱傷**：化学物質では，酸よりアルカリのほうが深く侵される．物質によっては，その範囲・接触時間によって，一見浅いようで深くまで達している場合がある．

❺ **電撃症**：電流が体内を通過して生じる場合と，火花による熱傷がある．とくに前者は電流の通過部位の損傷および電流の入出部に電撃斑という皮膚の傷害部が形成される．時にショック状態に陥る．乳幼児はコンセントに指を差し入れて受傷する例がしばしば報告され，注意を要する．

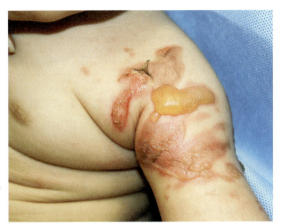

図1 Ⅱ度熱傷（7か月女児）
左肩から上腕に紅斑，びらん，水疱を形成している．熱した牛乳により受傷2日後．
（写真提供：佐々木りか子先生）

■ 受傷の範囲

受傷面積によって，たとえ浅い熱傷でも生命に関わる場合がある．受傷面積を素早く判断するには成人では「9の法則」，小児では「5の法則」が使われる．小児では7%以上で輸液を必要とし，10%以上でショックを起こしうる．成人では10%以上の受傷面で輸液を必要とする．

■ 年齢

小児や高齢者の場合は重症になりやすい．

■ 部位

顔面・手・足・陰部のようによく動く部位は深くなりやすく，治りにくい．顔面の受傷では，眼の角膜の受傷，気道熱傷に付随する気道浮腫に注意が必要である．小児の口囲では経口摂取が困難になりやすいので，入院させ，輸液・全身管理を要する．

■ 熱傷の深度

受傷直後に深度を判断するのは，困難な場合がある．熱傷は受傷の深さでⅠ～Ⅲ度に分類する（Ⅱ度は2段階に分けられる）．

- Ⅰ度熱傷（epidermal burn：EB）：表皮ないしごく浅い真皮乳頭層まで達する熱傷で，症状は紅斑，水疱はできないが軽度の疼痛がある．
- 浅達性Ⅱ度熱傷（superficial dermal burn：SDB）：真皮中層まで達する熱傷で，水疱形成し，破れればびらんとなり，疼痛も強い．通常は1～2週間で治り，一

過性の色素沈着はあっても瘢痕は残らない．
- **深達性Ⅱ度熱傷**(deep dermal burn：DDB)：真皮深層まで達する熱傷で，水疱を形成する(図1)．水疱底は白っぽく，疼痛はむしろない．治るまでに数週間かかり，治っても瘢痕が残る．
- **Ⅲ度熱傷**(deep burn：DB)：皮下脂肪組織より深部に達する熱傷で，表面は乾燥している．灰色，黄褐色，時には炭化していることもある．疼痛はない．

治療

■ Ⅰ度熱傷

ごく表在性の熱傷であれば，ステロイド軟膏を貼布しておく．念のため 24 時間後に再診察し，どの程度消退しているか確かめておく．

■ Ⅱ度熱傷

水疱は水疱天蓋が biological dressing（生物学的被覆材）の役目をするため，破り取らない．清潔な注射針でそっと穿刺してつぶし，天蓋を下床に密着させる．水疱が大きくなく，清潔で感染のおそれのない創傷ならば，閉鎖被覆治療をする．

水疱が大きく，滲出液が多量の場合，すでに水疱天蓋が破れ，びらん面が露出している場合はワセリン，スルファジアジン銀クリーム，感染のおそれがある場合は抗菌薬軟膏外用のうえ，シリコンガーゼを当て滅菌ガーゼで覆う．

これらの操作は滲出液がなくなり，上皮化して乾燥するまで続けるが，数日経てば，シャワーないし入浴で石鹸を泡立て，受傷部をそっと洗わせる．こびりついてゼリー状になった滲出液や外用薬などを洗わせる．時には部位によって不潔になりやすいところ，陰部や趾指間などは早期から洗浄を指示する．

Ⅱ度熱傷でも DDB では，細菌感染予防や上皮化を促進させる目的で，デブリドマンを早期に行うほうがよい場合もある．

■ Ⅲ度熱傷

初めはその重症度がわからないことが多い．皮下組織まで達した DB の場合，大きさにもよるが，まず抗菌薬軟膏を貼布して約 1〜2 週後，境界が明瞭となり，周辺から自家融解が始まってきたら表面の壊死組織をデブリドマンする．その後はスルファジアジン銀，塩化リゾチーム，ブクラデシンナトリウム，白糖・ポビドンヨード，アルプロスタジルアルファデクスなどを貼布する．

受傷範囲が広く体液の損失が激しい場合や，部位によっては瘢痕拘縮を避ける目

的で早期に植皮を行う必要がある．また近年では，広範囲の熱傷に同種培養皮膚，スキンバンク保存皮膚などを用いて，植皮も行われるようになってきている．

■ 脆弱性

熱傷後の皮膚は上皮化していても，ごく軽度の外傷で容易に擦過され，水疱，びらんを形成する．とくにⅡ度以上の受傷では上皮化の後も保護して，外傷を受けないように注意をする．

■ 発がん性

熱傷後の瘢痕部は有棘細胞癌，毛包系付属器細胞悪性腫瘍などの発生母地になりやすい．難治のびらん・潰瘍，角化性結節の発生などをみた場合は生検などの精査をすべきである．

保護者への説明のポイント

■ 病院へ行くまでの応急処置

- **冷却**：まず冷やす．水道水などきれいな流水で，小さな熱傷では20～30分冷やす．流水が無理なら，氷水で絞った清潔なタオル，氷嚢を当ててもよい．冷やせば疼痛が緩和される．ただし，冷やしすぎて体温が低下しすぎないように，注意が必要である．広範囲で重症の場合は，局所は冷やしながら，むしろ全身の保温に注意しつつ病院へ急ぐ．衣類は無理に脱がせず，その上から冷やしつつ，水疱ができていればつぶさぬようにして衣類を切り開く．できる限り衣類，装飾品は除去しておく．後に指輪や時計などが浮腫によってとれなくなってしまう場合がある．

  化学熱傷の際は，中和などに手間取るより，流水で十分に洗い流すことが応急手当てとして好ましい．

- **局所の処置**：何も塗らず，清潔なガーゼなどで保護して病院へ行く．アロエ，油脂類などの民間療法および脱脂綿やティッシュペーパーを貼り付けることなどは禁忌である．

■ 熱傷部のスキンケア

- **入浴・洗浄**：軽症の熱傷については水疱がつぶれていなければその日からでもシャワーはかまわない．広範囲で体力の消耗が激しい場合は，状況が許されるようになった時点で早期にシャワーないし入浴させ，皮膚および創傷面を清潔にする．水疱がつぶれたり，びらんなどで傷がある場合は，石鹸や洗浄剤で疼痛を訴

える場合があるが，できる限り壊死に陥った組織や前に固着した外用剤の除去を目的に洗い流す．

　二次感染の予防にも洗浄は必要である．二次的に細菌感染を合併することによって熱傷の深度が深くなったり，上皮化しかかった部分が再度びらんになったりを繰り返してしまうおそれがある．

- **熱傷の後のケア**：熱傷の治ったあとにしばしば色素沈着や色素脱失が残る例がある．できる限りサンスクリーン剤を塗り，日焼けを避ける．

〔日野治子〕

薬疹
drug eruption

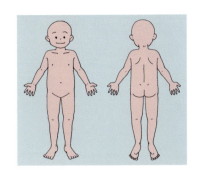

> 臨床のポイント
>
> ✓ よい効果を目的に薬剤を投与したにもかかわらず，目的以外の反応が生じ，それが生体にとって悪い反応を副作用という．すなわち薬疹とは，体外から体内へ，内服・注射などさまざまな経路で取り入れられた薬剤またはその代謝産物によって生じた皮膚・粘膜の病変である．
> ✓ アレルギー反応のみならず非アレルギー反応がある．
> ✓ 小児の薬疹は比較的まれである．

原因

小児の薬疹の原因薬は中枢神経系薬，抗菌薬および解熱鎮痛薬（アセトアミノフェンも含む）が多い．

薬疹の発症機序として最も多いのはアレルギー反応によるもので，投与開始から約2週間前後が多い．蕁麻疹型はIgE抗体の関与する即時型反応で，多くの場合は感作T細胞が関与する遅延型反応である．また，すべてがアレルギーではなく，薬剤がもつ本来の薬理作用や個体の特異体質により生じた反応など，機序はさまざまである．

症状

皮疹型はさまざまである．薬剤と皮疹は比較的一定の関連性をもつ傾向がある．一般的には，固定薬疹，播種状紅斑丘疹型，蕁麻疹・アナフィラキシー型などである．

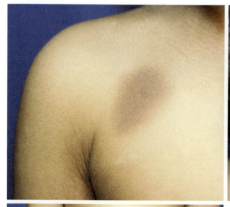
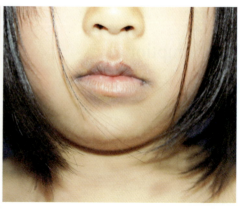
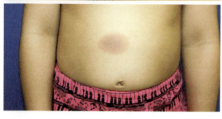

図1 小児に生じた固定薬疹
原因薬剤の内服後，口囲，左鎖骨上部，右胸部，腹部の同一部位に繰り返す紅斑がみられた．灰黒色の特徴的な色素沈着を残す．
(写真提供：佐々木りか子先生)

■ 固定薬疹 図1

　小児の薬疹の皮疹型としては，固定薬疹が多い．薬剤摂取後，数分ないし数時間で紅斑が誘発され，炎症が治まると色素沈着を残し，原因薬剤を内服するたびに繰り返し同一部位が発赤し，やがて紫褐色の特有な色素斑となる．症状が目立たないので診断までに時間がかかり，誤診されている場合が多い．口内，陰部など粘膜にもみられ，重症の場合は時にStevens-Johnson症候群（SJS）へ移行することがある．市販の総合感冒薬を習慣的に内服している症例が多い．

■ 播種状紅斑丘疹型薬疹 図2

　薬疹としては最も多い型である．全身に丘疹が播種状に出現し，融合して局面を形成する．小児では抗てんかん薬，とくにカルバマゼピンが多い．まれながら薬剤性過敏症症候群（DIHS）に移行する例も報告されている．

■ 蕁麻疹・アナフィラキシー型薬疹

　小児の蕁麻疹は薬剤性というよりむしろ感染症が誘因になることが多い．小児の蕁麻疹・アナフィラキシーは，かつてはゼラチン，カゼインなどが多かったが，近年はこれらが除去された薬剤になり，症例も少なくなった．

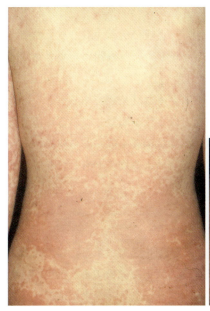
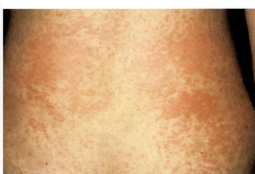

図2 播種状紅斑丘疹型薬疹（成人例）

■ Stevens-Johnson 症候群，中毒性表皮壊死症，DIHS

　これらは重症薬疹である．小児では少ないが，まれに報告があり注意を要する．

　四肢，体幹さらに口腔粘膜などに多形滲出性紅斑が出現する．重症の場合は粘膜皮膚眼症候群ともいい，粘膜も含め，皮疹が広範囲に出現し，Stevens-Johnson 症候群や中毒性表皮壊死症（toxic epidermal necrolysis：TEN）に移行することがある．

　TEN は最も重症型の薬疹の一つで，ほぼ全身の皮膚が発赤，腫脹の後，壊死に陥り，水疱形成，剥離していき，あたかも広範囲の熱傷のような状態になる．発熱，呼吸困難，消化器症状などの全身症状，肝機能・腎機能不全，さらには生命の危機を伴うことがある．

　DIHS はカルバマゼピン，フェニトイン，ジアフェニルスルホン，アロプリノール，メキシレチンなど特定の薬剤による薬疹で，紅斑丘疹型の発疹のほかに，発熱，肝臓はじめ多臓器障害，リンパ節腫大，白血球増多，さらにはヒトヘルペスウイルス 6 再活性化などを伴う重症薬疹の一型である．

鑑別疾患

　固定薬疹と鑑別を要するのは扁平母斑(→p 197)，炎症後色素沈着，皮下血腫など(固定薬疹は打撲によるあざ，虫刺され痕のしみなど，いつの間にかできた原因不明の茶色い色素斑と誤診されていることが多い)．

　播種状紅斑丘疹型薬疹と鑑別が難しいのは，さまざまな感染症である．とくに急性ウイルス性発疹症，溶連菌感染症(→p 117)などは症状が類似しているため，鑑別に苦慮する場合がある．高熱が出たので，解熱薬や抗菌薬を飲んだら皮疹が出たとなると，薬疹だと決めつけられてしまうが，原疾患による皮疹かもしれない．この判断は非常に難しい．

診断

　薬疹が疑われる場合は，まず疑わしい薬剤の除去，中止を指示する．処方医との連絡を密に行い，中止が可能か，または別の薬剤への変更を依頼する．状況が許されるなら，Ⅰ型アレルギーの関与が疑われる場合はプリックテストまたは皮内テスト，Ⅳ型の関与が疑われる場合はパッチテストを行う．薬剤リンパ球刺激試験(DLST)も近年よく用いられるが，その結果に関しては判断が難しい．

　薬疹と診断が決定した場合は「アレルギー証明書」などで，本人，家族，処方医に以後の原因薬の使用を禁止するように指示する．

治療

　原因薬が明確にわかっている場合は，その原因薬をやめさえすれば皮疹の増悪は止まり，皮疹は軽快傾向を示す．重症の場合はステロイドの内服，または静脈注射で全身的に投与する．

保護者への説明のポイント

- 薬疹を疑う場合は，薬疹の説明を十分に行う．
- 薬剤によっては交差感作反応によって，類似の抗原決定基をもつ薬剤にもアレルギー反応を生じる場合があることを伝えておく．

〔日野治子〕

角化症①

尋常性魚鱗癬
ichthyosis vulgaris

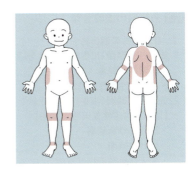

> **臨床のポイント**

- ✓ 魚鱗癬は，角層の剥脱機構に異常があるため，全身皮膚の乾燥・粗造・落屑を生じる疾患である．全人口の2～10％と高頻度にみられる．一般的には，いわゆる「サメ肌」ととらえられている．
- ✓ 四肢伸側・体幹に強く症状が出る．瘙痒感はないことが多いので保湿薬外用で満足を得られることが多い．
- ✓ 一般外来にも多数の患者が受診しているはずで，とくにアトピー性皮膚炎と共通の遺伝子であることから双方が合併している例は多数あるが，アトピー性皮膚炎に被覆されて本疾患の存在は見逃されていることが多い．
- ✓ 乳幼児期から発症し，思春期で少し軽快する．

　角化症（disorders of keratinization）とは，角化のメカニズムが異常なことによりさまざまな症状を呈する皮膚疾患であるが，遺伝性角化症と後天性角化症に大別される．遺伝性角化症のうち最も頻度の高い疾患が魚鱗癬であり，その中でも高頻度に生じるのが尋常性魚鱗癬である．魚鱗癬の国際分類を表1に示す．

原因

　常染色体半優性遺伝で，フィラグリン遺伝子変異による．

症状

　出生時は目立たず，乳幼児期から症状が目立つようになるが，10歳以降の皮脂が

表1 魚鱗癬の国際分類

Ⅰ. 非症候性の遺伝性魚鱗癬
1. 遅発性魚鱗癬（出生時に症状を認めない）
   ・尋常性魚鱗癬
   ・X連鎖性劣性魚鱗癬
2. 先天性魚鱗癬（出生時から症状を認める）
   【常染色体劣性先天性魚鱗癬】
   ・道化師様魚鱗癬
   ・葉状魚鱗癬
   ・先天性魚鱗癬様紅皮症
   【ケラチン症性魚鱗癬】
   ・表皮融解性魚鱗癬
   ・表在性表皮融解性魚鱗癬
   【その他】
   ・ロリクリン角皮症

Ⅱ. 魚鱗癬症候群
・Netherton症候群
・Sjögren-Larsson症候群
・KID症候群
・Dorfman-Chanarin症候群（neutral lipid storage disease with ichthyosis）
・Refsum症候群
・Conradi-Hünermann-Happle症候群
・変動性紅斑角皮症

Ⅲ. 後天性魚鱗癬
・悪性リンパ腫，内臓悪性腫瘍，サルコイドーシスなど

〔Oji V, et al : Revised nomenclature and classification of inherited ichthyoses : results of the First Ichthyosis Consensus Conference in Sorèze 2009. J Am Acad Dermatol 63（4）: 607, 2010 より〕

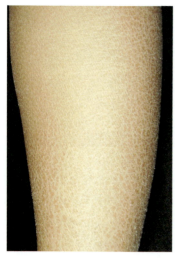

図1 尋常性魚鱗癬（学童男児，下腿）

出始める年齢から軽快する．四肢伸側とくに下腿伸側，背部，側腹部の皮膚が，乾燥した鱗状の小葉状落屑を呈する（**図1**）．四肢関節屈側に症状を欠くのがアトピー性皮膚炎と異なる特徴で，やや褐色を帯びた色調をとることが多い．かゆみはないか，あっても軽度である．症状は夏季に軽快，冬季に増強する．掌紋が増強して，縦横に皺が入ったようにみえるのも特徴である．

鑑別疾患

アトピー性皮膚炎(→ p 35)，皮脂欠乏性皮膚炎，乾皮症．

治療

保湿薬(尿素含有外用薬，ヘパリン類似物質含有外用薬，白色ワセリン，サリチル酸ワセリンなど)，活性型ビタミン D_3 外用薬を用いる．

保護者への説明のポイント

思春期以降に軽快することを伝える．清潔と保湿のスキンケアをしっかり行うように勧め，その方法を指導する．

(佐々木りか子)

角化症②

毛孔性角化症
（毛孔性苔癬）
keratosis pilaris（lichen pilaris）

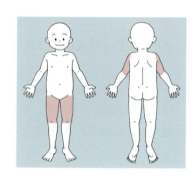

> **臨床のポイント**
>
> ✓ 10歳代の30〜40％と高頻度にみられる．思春期に目立つので，患者は整容的に気にするようになるが，30代後半から軽快する．
> ✓ 自覚症状はないが，まれにかゆみを訴える．

原因
家族性であることが多く，常染色体優性遺伝が推測されている．

症状
上腕や大腿の伸側に，ザラザラとした感触の褐色を帯びた角化性丘疹が多発する（図1）．

鑑別疾患
- 顔面毛包性紅斑黒皮症（erythromelanosis follicularis faciei，図2）：小学校高学年から青年期に好発する（男性＞女性），両頬外側・側頸部・項部に生じる紅褐色局面で，毛包性角化性丘疹が密生する．しばしば毛孔性角化症に合併する．青年期を過ぎると自然退縮〜消退する．毛孔性角化症の異型かといわれるが，原因不明である．

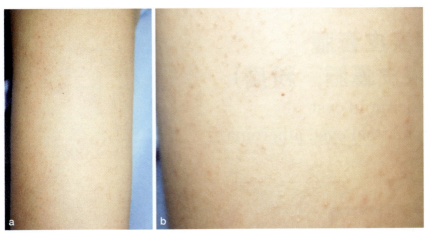

図1 上腕部にみられた軽症の毛孔性角化症(10歳女児)
毛孔に一致した白色〜赤みを帯びた角化性丘疹．触るとザラザラしている．b：拡大写真．

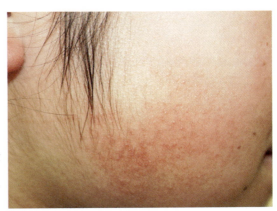

図2 顔面毛包性紅斑黒皮症(13歳女児，両頬)
しばしば四肢の毛孔性角化症に合併する．男児に多いが女児にもみられる．

治療

　保湿薬(尿素含有外用薬，ヘパリン類似物質含有外用薬，白色ワセリン，サリチル酸ワセリンなど)の外用，活性型ビタミンD_3外用薬(保険適用外)を用いる．

保護者への説明のポイント

　思春期に一番目立つが，徐々に軽快することを伝える．

(佐々木りか子)

よくみる皮膚良性腫瘍①

類表皮嚢腫
（表皮嚢腫，粉瘤）
epidermoid cyst
（epidermal cyst, atheroma）

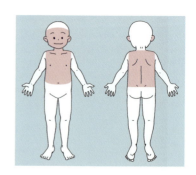

> **臨床のポイント**
>
> ✓ 小児の外表良性腫瘍で最も頻度の高いものの一つ．乳幼児から全年齢でみられる．
> ✓ 顔面，耳，体幹上部，腰背部に好発し，数 mm 大から緩徐に増大し，炎症を起こすと発赤腫脹を伴う．

原因

表皮あるいは毛包漏斗部由来の上皮成分が真皮内に陥入した嚢腫で，内部に角質塊を含む．原因は不明である．

症状

中央に黒い面皰状の点状開口部を有するのが特徴である．被覆表皮とは密着しているが，腫瘤側面や下床との連絡はなく可動性を有する．やや軟らかい（図1）．

鑑別疾患

石灰化上皮腫（→ p 158），せつ（→ p 65）．

治療

炎症に対しては切開排膿を行う．根治術は嚢腫壁から摘出する外科的治療である．数 mm 大以下であれば，ディスポパンチ針で中央部をくり抜くと自然消滅す

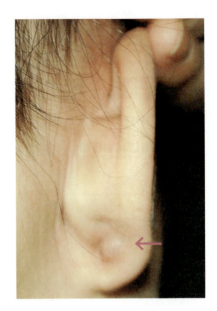

図1 類表皮嚢腫(3歳，右耳朶後部)
5mm大，やや軟らかく，半球状に隆起する皮下腫瘤．

ることが多い．

保護者への説明のポイント

　乳幼児の手術は，覚醒状態では難しいため，縫合する必要がある大きさに達している場合は，保護者が望めば全身麻酔下に摘出する．しかし，乳幼児には麻酔の負担のほうが大きいと判断されることが多いので，経過観察して局所麻酔が可能な年齢まで待つ場合も少なくない．

（佐々木りか子）

よくみる皮膚良性腫瘍②

石灰化上皮腫
（毛母腫，毛根腫）
calcifying epidermal cyst
(pilomatricoma, pilomatrixoma)

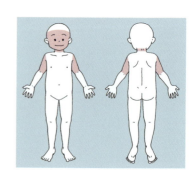

臨床のポイント

- ✓ 類表皮嚢腫と並んで，小児の外表良性腫瘍として最も頻度の高いものの一つ．
- ✓ 幼児の顔面，頸部，上肢に好発し，単発することが多いが，時に多発する．

原因
　毛隆起（hair bulge）から発生する奇形腫とされ，毛母細胞や毛皮質由来の腫瘍細胞塊からなり，石灰化や異物肉芽腫を伴う．

症状
　常色〜青白く透見され，1〜3 cm くらいで，触ると小石様に硬いのが特徴（図1）．徐々に大きくなり水疱様外観を呈することもある．患部をぶつけたり，押すと軽い痛みを訴える．

鑑別疾患
　類表皮嚢腫（→ p 156）．

治療
　外科的摘出術を行う．

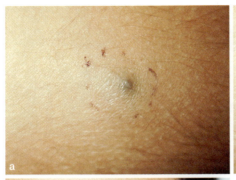
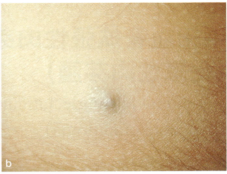
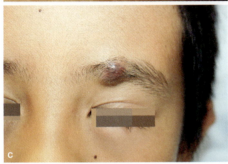

図1 石灰化上皮腫
a, b：幼児，上腕部．青色を帯びた石様硬の1 cm弱の皮下腫瘤（点線で囲む部分）．患部をぶつけたときに痛みを訴える．
c：9歳男児，左眉毛部．年月を経て水疱化した石灰化上皮腫．

保護者への説明のポイント

　乳幼児の手術は，覚醒状態では難しいため，縫合する必要がある大きさに達している場合は，保護者が望めば全身麻酔下に摘出する．しかし，乳幼児には麻酔の負担のほうが大きいと判断されることが多いので，経過観察して局所麻酔が可能な年齢まで待つ場合も少なくない．

（佐々木りか子）

よくみる皮膚良性腫瘍③

毛細血管拡張性肉芽腫 (化膿性肉芽腫)
granuloma teleangiectaticum (pyogenic granuloma)

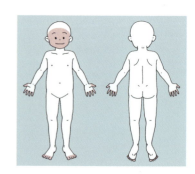

臨床のポイント

- 機序は不明だが外傷や感染などを契機に発症する良性腫瘍で，顔面や指趾に好発する．
- 良性ではあるが，易出血性で二次的炎症もあるため切除が望ましい．完全除去すれば再発はなく，予後は良好である．

原因
外傷などが誘因とされる．

症状
最初は1〜2 mmの赤色の毛細血管血管腫（毛細血管の増殖と拡張）で，易出血性である（図1）．爪でひっかくなどするとしばらくタラタラと出血して止まりにくい．二次的炎症を繰り返すうちに増大し，炎症性肉芽腫を伴うようになる．

鑑別疾患
乳児血管腫（→ p 180），無色素性悪性黒色腫．

治療
液体窒素凍結療法，炭酸ガスレーザー照射，外科的切除術が勧められる．

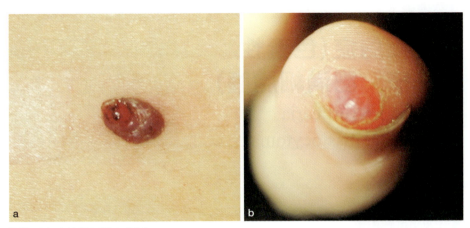

図1 毛細血管拡張性肉芽腫
a：学童，体幹部．b：学童，第2指先端．

保護者への説明のポイント

　自宅で出血した場合は，強めに患部を5分間圧迫すれば止血できることを伝える．初期であれば，幼児でも小綿棒を使用すれば凍結凝固はそれほどの痛みを伴わない．なるべく初期に治療を開始し，数回に分けて通院加療するように伝える．

〈佐々木りか子〉

自然消退するが誤診されやすい疾患①

肥満細胞症（色素性蕁麻疹，肥満細胞腫）
mastocytosis（urticaria pigmentosa, mastocytoma）

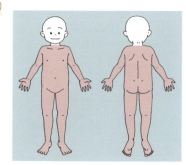

臨床のポイント

- ✓ 乳児期から蕁麻疹や水疱ができる褐色斑を見たら疑う．
- ✓ 肥満細胞の腫瘍性増殖による．ダリエ徴候（Darier's sign）陽性である．
- ✓ 小児に好発するが，成人期までに自然治癒することが多い．成人に初発した場合は難治となる．

原因

肥満細胞の腫瘍性増殖による．分類を表1に示す．多くは小児型で予後がよいが，思春期から発症する成人型は予後が悪い．

症状

小児型は生後6か月から満1歳までに発症することが多い．わずかに隆起する1〜3 cm ほどの楕円形〜類円形の淡褐色斑が，単発あるいは多発する（図1, 2）．摩擦ないしは機械的刺激で膨疹〜水疱，周囲にフラッシング（紅暈〜紅斑）を生じ，時に蕁麻疹発作による全身症状を起こす．単発型は幼児期までに消退することが多く，多発型は思春期から成人期までに自然消退することが多い．

診断

皮膚生検による病理組織学的診断：トルイジンブルー染色で異染性を示す肥満細胞の異常増殖．

表1 皮膚肥満細胞症の分類

皮膚肥満細胞症	好発年齢	症状
色素性蕁麻疹 urticaria pigmentosa	小児	褐色斑や結節が数個〜多発
皮膚肥満細胞腫 mastocytoma of skin	小児	褐色調の結節が単発
びまん性皮膚細胞腫症 diffuse cutaneous mastocytosis	小児	全身皮膚がびまん性に肥厚し，オレンジの皮様の外観になる
持久隆起性斑状毛細血管拡張症 telangiectasia maculoris eruptiva perstans	成人	境界不明瞭な毛細血管拡大を伴う暗赤色斑が多発．ダリエ徴候陰性のことが多い

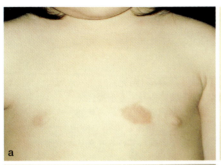
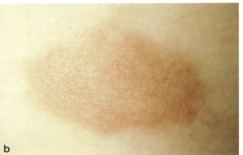
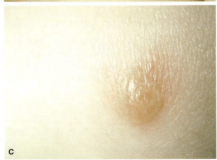

図1 皮膚肥満細胞腫（2歳女児）
a：左胸部にある紅褐色斑．わずかに隆起し，軽い浸潤を触れる．
b：aの拡大図．
c：水疱形成したときのもの．

鑑別疾患

多発する場合は扁平母斑（→ p 197），カフェオレ斑（→ p 197）としばしば誤診される．これらの母斑に比べて，わずかに隆起していたり皮下にわずかな浸潤を触れ，毛孔が少し拡大し，紅みを帯びた色調を呈している．また，辺縁部が不明瞭なことが多い．単発型は，水疱を形成していると，蚊刺症（→ p 134）と誤診されやすい．

ダリエ試験は，患部の中央を硬い細いもので擦過し，30秒ほど待つと擦過した部

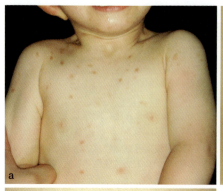
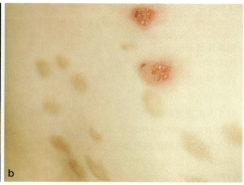
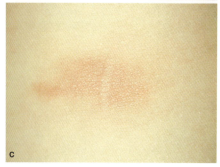

図2 色素性蕁麻疹（男児）
a：体幹・四肢に多発する小褐色斑．
b：一部に水疱形成をしている状態．
c：診断のために物差しの角で擦過した部位が線状に膨疹を形成している「ダリエ徴候」．

分が蒼白に膨隆し（図2c），指先で触れると少し硬い膨疹を出現させたり，周囲にフラッシングを起こさせる方法で，陽性なら臨床診断は有力である．確定診断は，皮膚生検による病理学的診断となる．

治療

ほとんどは自然消退を待つ方針でよい．蕁麻疹発作に対しては，抗ヒスタミン薬内服，NUVB（ナローバンド UVB）照射が有効という報告がある．

保護者への説明のポイント

患部を摩擦することや熱い温度の入浴を避けるなど，蕁麻疹を誘発しにくい生活をさせるよう伝える．成人期までには自然消退することが多いので，継続的定期受診をさせて一緒に経過を追いながら励ます．

（佐々木りか子）

自然消退するが誤診されやすい疾患②

線状苔癬
lichen striatus

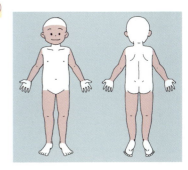

臨床のポイント

✓ 学童期の小児の片側四肢に好発する．突然線状に配列する皮疹ができ，ブラシュコ線（→ p 213）に沿って伸展する．
✓ 自覚症状はないか，あっても軽い瘙痒．
✓ 半年〜1 年で自然消退する．
✓ 皮膚生検し，病理組織学的に確定診断する．

原因

不明である．

症状

最初は白色，淡紅色の粟粒大丘疹が数個生じ，多発融合してブラシュコ線に沿って帯状に伸展する．四肢に好発し，近位から遠位に下行することが多いが，顔面，体幹にも生ずる．通常片側性である．

鑑別疾患

扁平疣贅（→ p 74），疣贅状表皮母斑，色素失調症，線状扁平苔癬．

治療

瘙痒にはストロングクラスのステロイド外用薬を用いる．

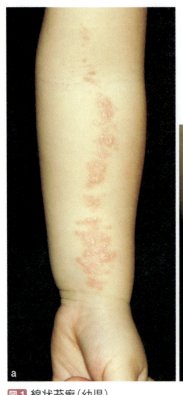
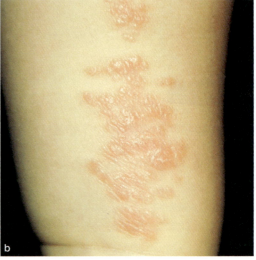

図1 線状苔癬（幼児）
a：前腕屈側から肘窩にかけて，扁平な紅色丘疹が集簇し，線状に配列した苔癬化局面を形成している．
b：拡大したもの．

保護者への説明のポイント

　半年〜1年ほどで自然消退し，他の合併症や，他者への感染などはないことを告げる．

（佐々木りか子）

自然消退するが誤診されやすい疾患③
若年性黄色肉芽腫
juvenile xanthogranuloma

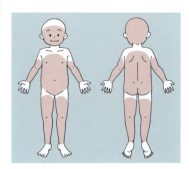

> **臨床のポイント**
> ✓ 生後6か月くらいまでに発症する黄色の平滑な数 mm 大の丘疹.
> ✓ 神経線維腫症1型(NF1)に合併することがある.
> ✓ 確定診断は,皮膚生検し病理組織学的に行う.

原因
組織球と黄色腫細胞の反応性肉芽腫である.

症状
生後6か月くらいまでに発症する黄色の平滑な数 mm 大の丘疹(図1)で,単発～多発する.頭部,顔面,体幹,四肢に好発する.幼児期に自然退縮することが多い.黄色平滑であった腫瘍は,経過とともに褐色を帯び,表面がちりめん皺状に萎縮してくる(図1c).
神経線維腫症1型に合併することがある.
良性で全身症状を伴わないが,まれに眼窩に生じることがあるので,念のため精査をする.

診断
皮膚生検により病理組織学的に,組織球と黄色腫細胞,Touton 型巨細胞からなる反応性肉芽腫を認めること.

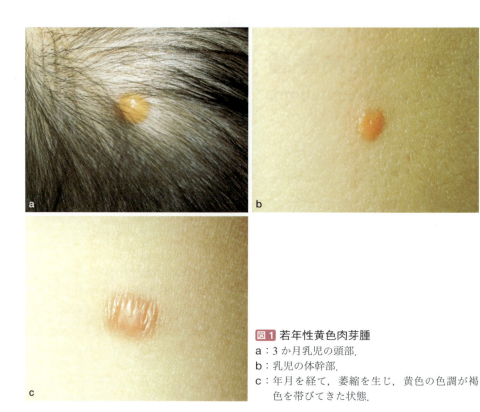

図1 若年性黄色肉芽腫
a：3か月乳児の頭部.
b：乳児の体幹部.
c：年月を経て，萎縮を生じ，黄色の色調が褐色を帯びてきた状態.

鑑別疾患

ランゲルハンス細胞組織球症，良性頭部組織球症(同一疾患という考え方もある).

治療

自然退縮を待つ.

保護者への説明のポイント

良性であり，自然消退を待つ方針を伝える.

(佐々木りか子)

第5章

あざ（血管腫・母斑・血管奇形）・色素異常

あざ(血管腫・母斑・血管奇形)・色素異常の治療
紹介のタイミングと保険適用

あざの種類と専門医紹介のタイミング

　小児皮膚科に紹介されてくる新患の疾患で，最近最も多いのがあざである．これは少子化にもかかわらず，年々増加傾向にある．実際にあざのある子どもの割合が増えているわけではないのであろうが，乳幼児期の早いうちに治療したいという需要が高まっていることを反映しているのだろう．その理由は，一つには皮膚のあざは人目につきやすいため，本人が気にしたり劣等感を抱いたりすることのないように，また保育園や幼稚園など集団生活に入る前にできるだけ治療して，友達から指摘されたりいじめられたりすることのないようにという配慮からだと思われる．もう一つには，レーザー治療を中心とする母斑や血管腫の治療技術が以前よりもはるかに進歩し，また乳幼児期からでも外来で局所麻酔だけで行えるようになってきたことによると思われる．そして実際に治療してみると，乳児期から早期治療を行うほうが，格段に優れた効果が得られることがわかってきた．

　それぞれのあざの種類と，専門医に紹介すべき時期の目安を表1にまとめたので，これを参考に適切な時期に専門医にご紹介いただきたい．

血管腫のレーザー治療

　血管腫のレーザー治療は，色素レーザー(ダイレーザー，Vビームレーザー)が使われる．いずれもレーザー光線により，標的とする真皮の拡張血管を選択的に傷害し，瘢痕を形成しないで血管を破壊するという画期的な血管腫の治療法である[1]．レーザー光は赤血球の酸化ヘモグロビンに選択的に吸収され，周囲の膠原線維には吸収されず真皮の深部まで到達するように，波長の長い585 nm，または595 nmが用いられている．照射時間を示すパルス幅は，直径数十μmの拡張血管を標的とし

表1 専門医に紹介するタイミング

紹介のタイミング	理由	あざの種類
乳児期早期 (できるだけ早く)	治療	・毛細血管奇形(ポートワイン母斑,単純性血管腫) ・乳児血管腫(苺状血管腫) ・太田母斑 ・異所性蒙古斑 ・扁平母斑
	検査	・巨大先天性色素性母斑,神経皮膚黒色症 ・カフェオレ斑
適宜 (急がない)	経過観察・ 時に治療	・サモンパッチ(正中部母斑) ・ウンナ母斑 ・表皮母斑 ・平滑筋母斑 ・結合織母斑 ・尋常性白斑
学童期 (局所麻酔手術可能な年齢)	待機手術	・青色母斑 ・色素性母斑(黒子) ・脂腺母斑

た 0.3〜0.5 msec に設定されている.V ビーム装置では,さらに大きな血管も破壊できるように,0.45〜40 msec の範囲でパルス幅を変更できる.最近は,レーザー照射直前に患部に冷却ガスを吹き付けるシステムによって,疼痛緩和作用と熱損傷予防効果を付加し,より高いエネルギーで効率よく照射することが可能となった.

■ レーザー治療の適応疾患

適応疾患はポートワイン母斑が主体であるが,生後 1〜2 か月未満の,隆起する前の早期乳児血管腫にも適応がある.とくに顔や腕・脚などの外観上目立つ部位や,肛門周囲などの刺激されやすく出血を繰り返す部位には,ポートワイン母斑だけでなく乳児血管腫であっても,積極的に早期のレーザー治療を勧めている.

■ レーザー治療の実際

レーザー治療は,外来で局所麻酔クリームまたはテープによる疼痛緩和処置だけで行うことができる.リドカインとプロピトカインが混合されたエムラ®クリームが 2012 年から,リドカインを含有した貼付用局所麻酔剤ペンレス®テープが 2014 年から,レーザー治療前の疼痛緩和処置として保険適用が認められるようになり,より行いやすくなった.

表2 あざに対するレーザー治療の保険適用

レーザーの種類	適用病名
色素レーザー	・毛細血管奇形(ポートワイン母斑・単純性血管腫) ・乳児血管腫(苺状血管腫) ・くも状血管腫(毛細血管拡張症)
Qスイッチ付アレキサンドライトレーザー	・太田母斑 ・異所性蒙古斑 ・外傷性色素沈着症
Qスイッチ付ルビーレーザー／ルビーレーザー	・太田母斑(同一部位に5回まで) ・異所性蒙古斑(同一部位に5回まで) ・外傷性色素沈着症(同一部位に5回まで) ・扁平母斑(同一部位に2回まで)

照射頻度は3か月に1回以下.

　レーザー照射の約1時間前に,照射したい血管腫の上にクリームであれば3 mm以上の厚さに塗り,その上をポリエチレンフィルムで覆って周囲をテープで固定する.テープであれば血管腫の全部分が覆われるようにやや大きめに貼り,少々動いても剥がれないように辺縁をテープで固定する.そのまま約1時間待ち,クリームやテープを取り除きすぐに治療すれば,ほとんど痛みなしにレーザー照射ができる.しかし,2歳以上の幼児となると痛みはなくても恐怖心が出てくるため,治療を嫌がって暴れることもあり,場合によってはトリクロホスナトリウム(トリクロリール®)内服や抱水クロラール(エスクレ®)坐薬を使って眠らせて行うこともある[2].

　レーザー治療の保険適用がある小児のあざを**表2**にまとめた.これを参考に,レーザー機器を備える専門病院に紹介していただきたい.

乳児血管腫の治療介入のタイミング

　乳児血管腫は一律に自然消退するのを待つだけではなく,消退後の瘢痕などの後遺症や機能障害を防ぐために,早期治療としてプロプラノロール内服治療やレーザー治療の選択肢があり,タイムリーな治療介入が必要となる.「何もしなくても自然に消えるからしばらく様子をみましょう」とか「あざなどは大きくなって本人が気にしたら治療すればよい」などと言ってしまうと,後で恨まれることになりかねない.もちろん乳児血管腫でも,大きさや型によっては従来どおり自然消退を待

つ方針でよい場合もあるので，早期治療が必要かどうかの見極めが大切である．

＊

乳児期に現れる血管腫の病名に関しては，『血管腫・血管奇形・リンパ管奇形診療ガイドライン2017』によって，従来の病名から，世界共通・各科共通のISSVA分類に改まりつつある（→「COLUMN 1」p 174）．

プロプラノロールの適用

血管腫治療のトピックスとして，降圧薬のβブロッカーが小児の乳児血管腫治療に有効であることが，2008年に偶然に発見された．それ以来，迅速かつ著明な血管腫の縮小作用が複数の施設から報告され，欧米では2014年からプロプラノロール小児用液剤が開発され，承認された．本邦でも臨床治験が行われ，2016年から保険承認され使用可能となった．

治療適用は眼，鼻腔，口腔の狭小化などの機能障害の可能性や，整容的に明らかに周囲の注意をひくと思われる状況であれば，速やかに開始したほうがよい．自然経過の苺状血管腫がピークに達する5か月〜1歳までに治療を開始するべきで，生後5週頃から内服は可能である．ただし血圧低下，低血糖，徐脈，下痢，手足の冷感，気管支痙攣，高カリウム血症などの副作用に注意し，投与前後でのモニターが必要である．

プロプラノロールの乳児血管腫への作用機序は明確にはわかっていないが，血管腫の血管内皮細胞にも$β_2$作用性受容体が存在するため，血管収縮作用，種々の血管新生促進因子（血管内皮増殖因子，線維芽細胞増殖因子など）の発現を抑える作用，血管内皮細胞のアポトーシスの誘導作用などが考えられている．『血管腫・血管奇形・リンパ管奇形診療ガイドライン2017』の中でも，プロプラノロールは乳児血管腫に対する安全で有効な治療法としてエビデンスレベルAで強く推奨されている．

文献

1) Mulliken JB, et al：Hemangiomas and vascular malformations in infants and children：A classification based on endothelial characteristics. Plast Reconstr Surg 69(3)：412-422, 1982.
2) 馬場直子：こどものあざに対するレーザー治療．日本レーザー医学会誌27(4)：297-302, 2007.

（馬場直子）

COLUMN 1

血管腫の新分類・病名

　本邦では従来から，出生時からある盛り上がらない平らな赤い斑をポートワイン母斑，または単純性血管腫とよんでいる．ポートワイン母斑という病名はPortwine stain nevusの日本語訳でPortwineという赤ワインをたらしたシミのような外観からそうよばれるようになったのだろう．単純性血管腫という名称はどうであろう．単純性があるのなら複雑性とか混合性のような名前があるのかと思うとそうでもなく，何に対して単純性なのか，どうしてこのような名称がついたのか不明である．日本の教科書には「ポートワイン母斑」も「単純性血管腫」もともに使われ，人によってどちらを好んで使うかが異なり，不便に思われることがある．このほかにも血管腫や血管性母斑は国によっても診療科によっても多様な医学用語が使われており，とくに血管腫と母斑の区別があいまいで，長きにわたり産科，小児科，皮膚科，形成外科，眼科，耳鼻咽喉科など患者の治療に関与するさまざまな専門家の間で障害になってきた．

　そこで1992年にThe International Society for Study of Vascular Anomalies（ISSVA）が発足し，従来の「血管腫」や「母斑」の用語を破棄し，病態にもとづいた世界共通言語を提唱することとなった．この体系は1982年に発表されたMullikenとGlowackiが創始した生物学的研究[1]に基づいて作成されており，血管性母斑を適切に識別する基礎となった．近年，ISSVA分類に基づいて診断を行い，治療方針を決定することが国際的に標準化しつつあることを踏まえて，日本でも平成21～23年度厚生労働科学研究費補助金（難治性疾患克服研究事業）「難治性血管腫・血管奇形についての調査研究」班（佐々木班）が日本形成外科学会，日本IVR学会と協力して『血管腫・血管奇形診療ガイドライン2013』を作成した．さらに2017年にプロプラノロールの乳児血管腫への適応が認められ，治療の選択肢が広がったことなどを踏まえて『血管腫・血管奇形・リンパ管奇形診療ガイドライン2017』が改訂された[2]．

　このガイドラインによると，新しい国際分類ISSVA分類と従来の分類の対比は表1のようになる．発症時期，腫瘍性増殖をきたすか

表1 ISSVA分類と従来の分類の対比

ISSVA分類	従来の分類
脈管性腫瘍（vascular tumors）	
乳児血管腫（infantile hemangioma）	苺状血管腫（strawberry hemangioma）
脈管奇形（vascular malformations）	
毛細血管奇形 　（capillary malformation）	単純性血管腫（hemangioma simplex） 毛細血管拡張症（telangiectasia） ポートワイン母斑（portwine stain）
リンパ管奇形 　（lymphatic malformation）	リンパ管腫 （lymphangioma, cystic hygroma）
静脈奇形（venous malformation）	海綿状血管腫（cavernous hemangioma） 静脈性血管腫（venous hemangioma） 筋肉内血管腫（intramuscular hemangioma） 滑膜血管腫（synovial hemangioma）
動静脈奇形 　（arteriovenous malformation）	動静脈血管腫 （arteriovenous hemangioma）

（血管腫・血管奇形・リンパ管奇形診療ガイドライン2017を一部改変）

否か，自然退縮しうるか生涯残るかなどの観点から，乳児期からみられる血管性の異常を大きく血管性腫瘍（vascular tumor）と血管奇形（vascular malformation）の2つに分類し，さらに奇形を毛細血管性，リンパ管性，静脈性，動静脈性に細分類したもので，非常にシンプルでわかりやすい．現時点ではなじみがまだ薄いと思われるが，本書ではISSVA分類名を使い，カッコ書きで従来の病名を入れることとした．

文献
1) Mulliken JB, et al：Hemangiomas and vascular malformations in infants and children：A classification based on endothelial characteristics. Plast Reconstr Surg 69(3)：412-422, 1982.
2) 三村秀文，他：血管腫・血管奇形・リンパ管奇形診療ガイドライン2017．平成26-28年度厚生労働科学研究費補助金難治性疾患等政策研究事業「難治性血管腫・血管奇形・リンパ管腫・リンパ管腫症および関連疾患についての調査研究」班 http://www.jsivr.jp/guideline/vascular_2017/vascular_2017.pdf（最終アクセス2018年6月）

（馬場直子）

COLUMN 2

母斑の定義と分類

母斑とは，「遺伝ないし胎生的素因に基づき，生涯のさまざまな時期に顕在し，かつ極めて徐々に発育する，皮膚の色ないし形の異常を主体とする限局性皮膚病変」と定義されている（Unnna PG, 1894年）．

母斑は，上皮系，神経堤系，間葉系に三大別される（表1）のが一般的である．

表1 母斑の分類

起源	分類	母斑の種類
上皮系	表皮細胞系	表皮母斑
	毛包系	面皰母斑
	脂腺系	脂腺母斑
	エクリン汗腺系	エクリン母斑
	アポクリン汗腺系	アポクリン母斑
神経堤系	神経堤系	カフェオレ斑，扁平母斑，Becker母斑，単純黒子，色素性母斑，Spitz母斑，太田母斑，蒙古斑，異所性蒙古斑，青色母斑
間葉系	結合組織性	結合組織母斑
	軟骨組織性	軟骨母斑，副耳
	脂肪組織性	表在性皮膚脂肪腫性母斑
	脈管性	毛細血管奇形（ポートワイン母斑），正中部母斑，リンパ管奇形，くも状血管腫，貧血母斑

（渡辺晋一：母斑および皮膚良性腫瘍．標準皮膚科学，10版．p 315，医学書院，2013を一部改変）

（馬場直子）

赤いあざ（血管腫・母斑・血管奇形）①

サモンパッチ，ウンナ母斑

salmon patch, Unna nevus

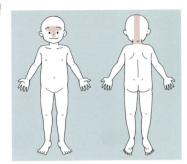

臨床のポイント

- ✓ サモンパッチは正中部母斑ともよばれ，新生児のおよそ1/3にみられる．
- ✓ サモンパッチは眉間にあるものはV字形をとることが多い．
- ✓ ウンナ母斑は，後頭～項部にサモンパッチと同様の紅斑がみられるもので，しばしばサモンパッチに合併する．
- ✓ サモンパッチ，ウンナ母斑とともに頭頂部～後頭部の正中にも，同様の紅色斑が類円形にみられることも多い．

原因

不明だが，一卵性双生児や同胞，親子例が多いので，遺伝性があると思われる．

症状

好発部位

サモンパッチは額の正中と上眼瞼に，境界不明瞭な不整形の淡い紅斑がみられる．鼻背や鼻翼，鼻の下にもみられることがある（図1）．

ウンナ母斑は後頭部～項部～後頸部に，逆三角形ないし不整形に紅色斑がみられる（図2）．

経過

サモンパッチは1歳過ぎにはほぼ自然消退するが，時に成人まで残る場合があ

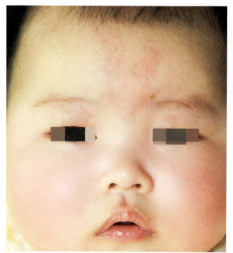

図1 サモンパッチ（5か月女児）
通常は額〜眉間と上眼瞼にみられ，額のものはV字形をとることが多い．鼻翼や鼻の下にもみられることがある．

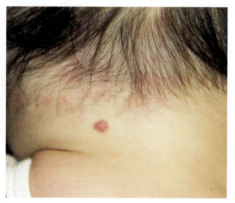

図2 ウンナ母斑（5か月男児）
項部〜後頸部に逆三角形の紅色斑がみられる（丸い小さい紅色結節は乳児血管腫）．

る．上眼瞼のものは消えやすいが，額から眉間，鼻翼，鼻の下のサモンパッチは残ることが多い．患児を連れて来院した両親のいずれかの額にうっすらと残っていて，運動時や飲酒後に赤みが増して恥ずかしいと言われることがある．

ウンナ母斑はサモンパッチより消退が遅く，10年くらいかかって消える場合と，薄くはなるが成人まで残るものも半数くらいある．

鑑別疾患

毛細血管奇形（単純性血管腫，ポートワイン母斑，→ p 187），乳児アトピー性皮膚炎（→ p 11），接触皮膚炎．

治療

❶経過観察：サモンパッチは1歳未満では自然消退が期待できる．ウンナ母斑は6歳頃までは自然消退が期待できる．
❷1歳半を過ぎても消えないサモンパッチで，希望があれば色素レーザー治療を行うこともある．1歳代ではレーザー治療によく反応してほぼ消すことができる

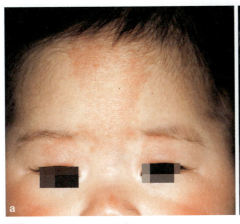 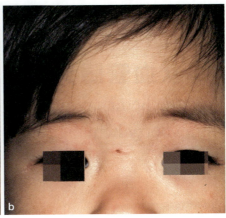

図3 サモンパッチの治療
a：1歳6か月女児．1歳6か月になってもくっきりと残り目立つため，希望により色素レーザー治療を行うことにした．
b：色素レーザー照射1回後．眉間〜額の濃いサモンパッチはほぼ消失した．

（図3）．

❸ 3歳を過ぎてもくっきり残っているウンナ母斑で，頭髪で隠れて見えなくなっていれば，レーザー治療をする必要はない．後頸部にまで大きくはみ出していて濃い色調の場合で，希望されればレーザー治療を行うこともまれにはある．

保護者への説明のポイント

　新生児の10人に1人以上はみられる生理的なものと考えられ，自然に薄くなり，最終的に消える場合が多い．皮膚の洗浄などはとくに気をつかわずに正常皮膚と同様に洗い，保湿薬などを塗ってもよい．
　しかし一方で，一律に「自然に消えるもの」とはいわずに，もしサモンパッチで1歳を過ぎても消えずにくっきりと残っているようなら，またウンナ母斑で3歳を過ぎても後頸部にくっきりと残っているようなら，色素レーザー治療を行い，薄くする方法もあることを伝えるとよい．

（馬場直子）

赤いあざ（血管腫・母斑・血管奇形）②

乳児血管腫
（苺状血管腫）
infantile hemangioma
(strawberry hemangioma)

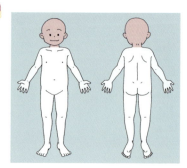

> **臨床のポイント**
>
> ✓ 乳児期で最も頻度の高い腫瘍の一つで，人種を問わず女児（男児の3〜9倍），早産時，低出生体重児に多い[1]．発生頻度には人種差があり，白人は2〜12％，日本人では0.8〜1.7％とされている[1]．
> ✓ 孤発例が多く，家族内発症はまれであるが，一親等以内の血族にいれば発生率は2倍程度上昇すると報告されている[1]．
> ✓ 乳児血管腫は自然消退傾向があるため経過観察でよいとされてきたが，腫瘤型や皮下型では瘢痕や醜形を残したり，部位や大きさによっては生命を脅かしたり機能障害をきたすおそれもあり，早期治療が必要な場合も少なくない．
> ✓ 2016年7月よりプロプラノロール（ヘマンジオル®）が保険適用となり，従来のステロイド治療やレーザー治療よりも早期の腫瘤縮小効果が得られ合併症や後遺症を軽減することができるようになった．
> ✓ 生命予後に関わる場合，機能障害をきたす場合，外観上醜形を残すおそれが高い場合など，慎重に適応を選んだうえで，プロプラノロール内服を開始し6か月〜1年くらい継続する．

原因

不明だが，血管系の細胞に分化するべき中胚葉系前駆細胞の分化異常による発生学的異常とする説や，胎盤由来細胞の塞栓とする説，血管内皮細胞の増殖関連因子の遺伝子変異説など，多くの仮説がある[1]．

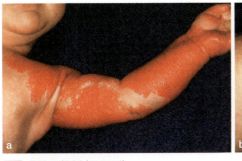
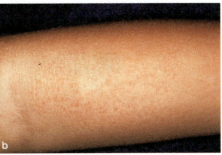

図1 乳児血管腫（局面型）
a：1か月女児．
b：6年後．わずかな色素沈着とちりめん皺を残すのみで，自然消退している．

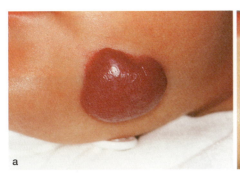
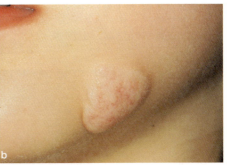

図2 乳児血管腫（腫瘤型）
a：5か月児．
b：3歳．皮膚のたるみ，皺，瘢痕が残っている．

症状

■ 好発部位

頭頸部60％，体幹25％，四肢15％と，頭頸部に多い[1]．

■ 病型

血管腫の隆起の程度や深さの部位によって，本邦では扁平にわずかに隆起する局面型（図1），ドーム状に隆起する腫瘤型（図2），皮下に腫瘤を形成する皮下型（図3）とそれらの混合型（図4）に分類されている．欧米では表在型（superficial type），深在型（deep type）および混合型（mixed type）に分けられることが多い．

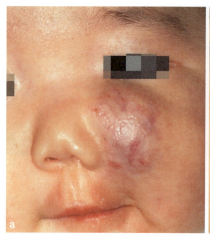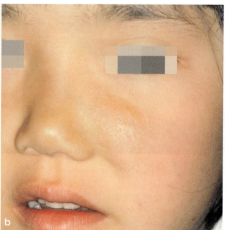

図3 乳児血管腫（皮下型）
a：4か月女児．
b：6歳．皮膚の隆起，皺，瘢痕が残った．

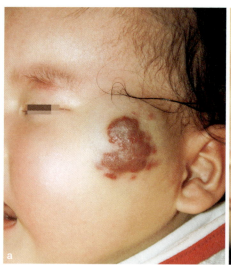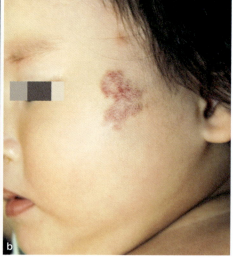

図4 乳児血管腫（混合型）
a：4か月女児．皮下腫瘤が青く透見され，表面に局面型を合併している．
b：10か月児．プロプラノロール内服24週間後．皮下腫瘤はなくなり平坦になり，赤い色も退色している．

■ 初期（増殖期）

生後すぐには現れず（時にうっすらと赤い斑ないし毛細血管拡張で周囲が蒼白となる），数日〜2週頃に鮮紅色の紅斑が現れ，急激に増大・隆起してくる．増大のピークは5〜12か月頃にあり，ピークを過ぎるとゆっくりと消退し始める．

■ 中期（退縮期）

1歳前後のピークを過ぎると徐々に大きさが縮小し，鮮紅色だった色調もくすんできて正常皮膚色に近づいてくる．退縮期の終了時期は血管腫の大きさや型によって異なり，3〜7歳までさまざまである．

■ 終期（消失期）

局面型では，何もしなくてもほとんど跡を残さず6〜7歳までには自然消退する（図1b）．腫瘤型や皮下型でも1〜2 cm以下の小さいものでは，最終的にはほぼ消失することが多い．隆起が強い腫瘤型では，瘢痕，ちりめん状の皺，皮膚のたるみ，樹枝様の血管拡張などが残り（図2b），整容的な問題となる．皮下型では，皮下に線維化や脂肪変性が残り，皮下腫瘤も残る（図3b）ことがある．

合併症

発症部位によっては眼裂，鼻腔，口腔，外耳道，気道，尿道，消化管などを圧迫し，視力，呼吸，摂食，聴力，排尿，排便などに機能障害をきたすことがある．さらに，大きな病変では高拍出性心不全による哺乳困難や体重増加不良をきたしたり，潰瘍を形成して出血したり，細菌感染をきたして敗血症の原因となる場合もある．

鑑別疾患

静脈奇形（海綿状血管腫），先天性血管腫（rapidly involuting congenital hemangioma：RICHとnon-involuting congenital hemangioma：NICH），房状血管腫（tufted angioma），カポジ様血管内皮細胞腫．

治療

乳児血管腫の診療アルゴリズム（図5）に従って治療法を決める．

■ 経過観察

非露出部位，局面型で小さい場合，整容的・機能的問題がなさそうな場合は，自

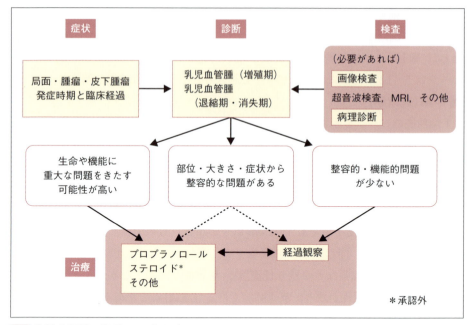

図5 乳児血管腫の診療アルゴリズム
(血管腫・血管奇形・リンパ管奇形診療ガイドライン 2017 より)

然消退を待ち経過観察とする．

■ プロプラノロール

　生命や機能を脅かす合併症を伴う例(内臓に多発したり，声門部や気道に生じたり，眼瞼・眼窩内に生じた場合)，顔面で広範な例，増殖が急激な例，潰瘍を形成している例には，生後5か月以内にプロプラノロール内服を開始する．

　投与開始前に心拍数，血圧，心音，血糖値，肺音，心電図を測定し，正常範囲内であることを確認する．小児循環器専門医に受診することが望ましい．初回投与量はプロプラノロール成分量 1 mg/kg/日，1日2回にて内服開始し，2日以上の間隔を空けて 2 mg/kg/日，維持量の 3 mg/kg/日へと漸増する．維持量は 3 mg/kg/日を原則とするが，それ以下でも十分な効果がみられると判断されたり，副作用の懸念が大きい場合は 3 mg/kg/日以下でもよい．初回投与時，増量時は投与直前，直後，1時間後，2時間後に心拍数，血圧，呼吸状態，血糖値を確認する．

　内服薬の分量調節，副作用の監視の意味からも，長くても2週間で再診させ，

身長，体重測定と，初回時と同様の検査を行い，体重増加に応じた薬剤量の微調節を行う．体調不良や食欲が低下したときは，適宜休薬または減量する．

投与開始後24週間，または1歳半を目安に有効性を評価し，改善がみられなくなってきたらいったん治療を中止する．その後2か月くらいは経過を慎重にみて，再び増大するようであれば再開し，2か月くらいで同様に中止の時期を見極める．

保護者への注意，服薬指導で注意すべき点は以下のとおりである．飲ませ忘れた場合は，後で飲ませたり，次回内服時にその分を増量したりせずに，その回は中止とする．薬を吐き出したりこぼしたりしても，追加投与は行わない．食事が摂れなかったり，嘔吐しているときは薬を飲ませない．気道感染で咳がひどいときや発熱があるときは飲ませない．多く飲ませすぎたときはすぐに医師または薬剤師に連絡する．

■色素レーザー治療

乳児血管腫に対してレーザー治療は絶対適応ではないが，レーザーによって自然消退を早める効果と，生後2〜3か月以内に開始できれば増大を抑制してピーク時の大きさを小さくとどめる効果が期待できる[2]．ただし，レーザー治療で完全に抑えられるわけではない．顔や腕など目立つ部位にある場合は，少しでも早く赤みが取れるように行うことが多い．プロプラノロールを副作用や合併症のために内服できない場合に適応となりうる．

プロプラノロールのような腫瘤の早期縮小効果はなく，皮膚表面の赤みの退色効果があるため，併用することもありうる．

■手術

退縮後の瘢痕や皮膚のたるみ，皺などの醜形に対して，整容的に瘢痕切除術を行うことがある．通常，7歳を過ぎてから局所麻酔下に切除・縫縮術を行う．

保護者への説明のポイント

乳児血管腫はタイプや部位，大きさによって自然消退を待つだけでいい場合と，整容面や機能面で早期治療を要する場合があることを十分に説明する．顔面などの露出部にあって瘢痕を残しそうな場合や，目，鼻，口，耳，外陰部の周囲にあって機能障害や潰瘍，出血をきたしそうな場合は，プロプラノロール内服治療を勧める．ただし，副作用の可能性もあり，慎重に副作用がないことを確認しながら少量から始めていくこと，用量や時間を守って飲ませること，患児の健康状態を確かめ

ながら飲ませることなどを確認する．

　たとえ保護者が治療を望んだとしても，整容的にも機能的にもなんら問題なく，瘢痕も残らない，あるいは残っても気にならないくらいの大きさや部位であれば，治療の必要はないことを伝える．

文献

1) 三村秀文，他：血管腫・血管奇形・リンパ管奇形診療ガイドライン2017．平成26-28年度厚生労働科学研究費補助金難治性疾患等政策研究事業「難治性血管腫・血管奇形・リンパ管腫・リンパ管腫症および関連疾患についての調査研究」班 http://www.jsivr.jp/guideline/vascular_2017/vascular_2017.pdf（最終アクセス2018年6月）
2) 馬場直子：こどものあざに対するレーザー治療．日本レーザー医学会誌 27(4)：297-302, 2007.

　　　　　　　　　　　　　　　　　　　　　　　　　　　　　　　　　　　（馬場直子）

赤いあざ（血管腫・母斑・血管奇形）③

毛細血管奇形（ポートワイン母斑，単純性血管腫）
capillary malformation (portwine stain, hemangioma simplex)

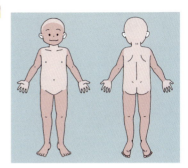

臨床のポイント

- ✓ 皮膚，粘膜の毛細血管が拡張している病変であり，脈管病変を腫瘍と奇形に分類するISSVA分類では毛細血管奇形（capillary malformation：CM）とされている．しかし，いまだに本邦では単純性血管腫，ポートワイン母斑（血管腫），諸外国ではportwine stainなどの病名の使用頻度が高く，毛細血管奇形という病名はあまり一般的には用いられていない．
- ✓ 毛細血管奇形は多くの場合が散発例であるが，家族例の報告もある．
- ✓ 発生頻度は1,000出生に3程度で，性差はないとされている．

原因

発生原因は胎生期における血管発生時期のエラーであると考えられているが，詳細は不明である．

症状

■ 好発部位
全身どこの皮膚にもみられるが，とくに顔には多く，次いで四肢にも好発する．体表皮膚・粘膜面のさまざまな部位にあり，面積も多様である．

■ 乳幼児期
出生時より存在する平坦な赤色斑（図1，2）で，一生を通じて患者の体の成長に比例して面積を拡大する．色調は出生時には紅色であることが多く，1～2か月でピンク色ないし赤色に変化する．

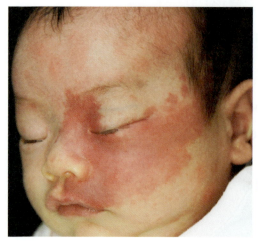

図1 Sturge-Weber症候群（1か月女児）
左顔面の三叉神経領域に広く毛細血管奇形があり，緑内障も伴い，Sturge-Weber症候群と診断した．

■ 思春期以降

　思春期になると紫色を帯びた色調となり，成人になると徐々に暗赤色となり，組織の過形成により敷石様の外観を呈するようになることも多い．さらに顔面では，成長に伴い頰部，口唇部では直下の軟部組織や骨の過形成をきたし，大唇症，歯槽過形成，歯肉腫，上顎突出，不正咬合など顔面の形態変形をきたし，かつ口腔の機能異常を呈することもある．

合併症，症候群

■ Sturge-Weber症候群

　片側性に三叉神経第1・2枝領域に毛細血管奇形がみられる（図1）．眼の脈絡膜血管腫，脳軟膜にも血管腫を伴い，牛眼，緑内障，てんかん，片麻痺がみられる場合があるので，眼科と神経内科や脳神経外科を併診する．時に両側性もある．

■ Klippel-Trenaunay-Weber症候群

　四肢の片側に広範囲に毛細血管奇形がみられ，患側の肥大がみられる（図2）．出生時からすでに左右差がみられ，成長とともに差が大きくなり，静脈瘤を合併する．下肢の場合は脚長差や靴のサイズの違いが顕著になり問題となる．

治療

　皮膚冷却を装備したパルス可変式の色素レーザー機器が開発され，深部の血管お

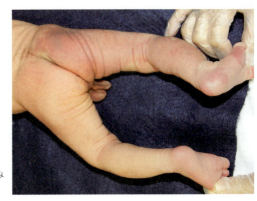

図2 Klippel-Trenaunay-Weber症候群
（日齢10日男児）
右殿部〜下肢に広範囲に毛細血管奇形がみられ，すでに片側肥大がみられる．

よび口径の大きな血管の治療も可能になった．従来の色素レーザーに抵抗性の毛細血管奇形に対しても有用性が認められるようになり，現在治療の第一選択として広く使用されている．

　レーザー治療は，外来で局所麻酔クリームまたはテープによる疼痛緩和処置だけで行うことができる（→p 171）．

　レーザー治療は複数回行う必要があるため，その都度全身麻酔をかけることは体への負担が大きく，できるだけ局所麻酔だけで痛みを緩和しながら行うことが勧められる．しかし病変の面積が広く一度に広範囲を行わざるを得ない場合は，全身麻酔が必要な場合もありうる．毛細血管奇形に対するレーザー治療は保険適用があるが，3か月以上の間隔をあけなければならない（→p 172, 表2）．レーザー治療後は熱傷の状態になるので，患部を安静にして消炎鎮痛剤含有軟膏を塗り，ガーゼ・包帯で保護する．

保護者への説明のポイント

　自然経過では消退することはないばかりか，思春期以降は紫がかった暗赤色に濃く変色し，さらに中年期以降はポリープ状に隆起してくることがあるため，できる限り早期からの治療を勧める．乳児期のほうが，皮膚が薄く，まだ日焼けもしていないためレーザー治療の効果がより現れやすく，少ない照射回数で治療できることを伝える．照射後紫外線に当たると炎症後色素沈着をきたすおそれがあるので，日焼け止めの塗布やテープの貼布を行うよう指導する．

（馬場直子）

黒いあざ①
色素性母斑（母斑細胞母斑）
nevus pigmentosus（nevocellular nevus）

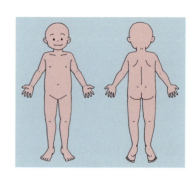

> **臨床のポイント**
>
> ✓ 生まれつきある先天性色素性母斑（黒あざ）と，後天的に出てくる単純黒子（ほくろ）がある．
> ✓ 先天性色素性母斑で出生時に 5 cm 以上の大きいものは，将来悪性黒色腫の発生母地としての懸念があり，切除が勧められる．

原因
神経節由来のメラノサイト（メラニン含有細胞）の分化異常と考えられている．黒子が多発する傾向には遺伝性がある．

症状

■ 単純黒子（俗称「ほくろ」）
数 mm 以下の比較的小さなもので，褐色〜黒褐色を呈し，類円形〜不整形．皮膚面と同じ高さのもの（図1）と，やや厚みがあり扁平隆起するもの，ドーム状に隆起する丘疹状のもの（図2）がある．丘疹状のものは 3〜4 歳頃から毛が生えてくる（図3, 4）ことがある．

■ 先天性色素性母斑（俗称「黒あざ」）
出生時からあり，大きさも形もさまざまで，多少の厚みがあり扁平隆起する．黒褐色〜黒色で，表面がやや顆粒状・粗造である（図3, 4）．毛が生えているものを有毛性色素性母斑といい，頭皮にあると周囲の頭髪よりも母斑上の毛のほうが太い剛

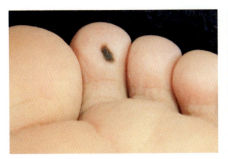

図1 単純黒子（1歳男児）

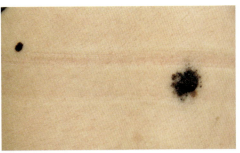

図2 単純黒子（14歳女児，背部）
次第に数が増え，増大したり，毛が生えてくるものもある．

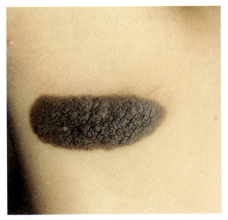

図3 先天性色素性母斑（6歳男児，側背部）
厚みがあり，扁平隆起，表面が顆粒状に凹凸不整で，毛が生えてきている．

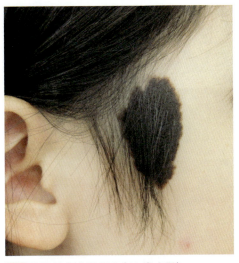

図4 先天性色素性母斑（10歳女児）
成長につれ，毛が密に生え，太く長く伸びてくる．

毛で密集する傾向がある．

　淡褐色斑上に黒子が多数集まって出ているものを点状集簇性母斑（図5）という（欧米ではこれを扁平母斑とよんでいる）．また，上下の眼瞼にまたがっているものを分離母斑（図5）とよぶ．

　黒子の周囲の皮膚の色が抜けて白斑に取り囲まれたようになることがあり，これをサットン母斑（図6）とよび，黒子を切除すると白斑が治ることがある．

　爪母に黒子ができると，爪甲に黒い帯ができ爪甲線条母斑という．

色素性母斑（母斑細胞母斑）

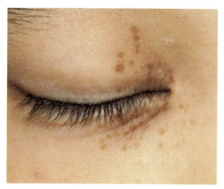

図5 点状集簇性母斑，分離母斑（9歳女児）
黒子が多発して集まってみられる点状集簇性母斑であり，かつ上下眼瞼にまたがってみられる分離母斑である．

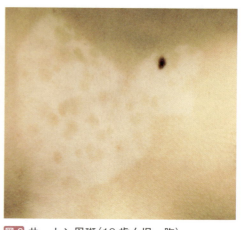

図6 サットン母斑（10歳女児，胸）
数年前からできた黒子の周囲から色が抜けはじめ白斑が広がってきた．同時に黒子の色も薄くなってきている．

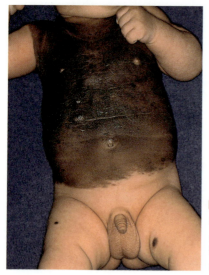

図7 神経皮膚黒色症（10か月男児）
生来，体幹に広く先天性巨大色素性母斑がみられ，全身に多数の色素性母斑がみられた．MRIおよび髄液検査で，脳，髄膜にもメラノサイトの増加が確かめられた．

　出生時より5cm以上ある巨大なものを巨大色素性母斑（獣皮様母斑，図7）と称し，将来の悪性黒色腫の発生母地となる懸念がある．巨大色素性母斑があり，脳・神経系にもメラノーシス（メラニンの増加）を伴う場合を神経皮膚黒色症といい，神経系のメラノサイトからの悪性黒色腫発生の可能性もある．脳神経症状として脳圧

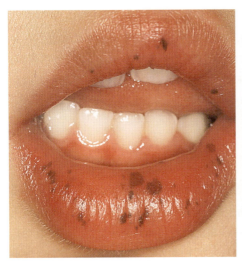

図8 Peutz-Jeghers 症候群（1 歳男児）
生後間もなくより唇に黒褐色斑が多発し，徐々に増加しつつある．母親にも同じ症状がみられた．

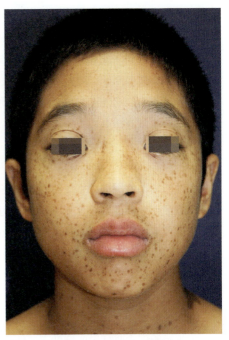

図9 LEOPARD 症候群（14 歳男児）
生来，顔をはじめ，黒子が数百個多発している．眼間開離もみられる．

亢進症状（頭痛，嘔吐），二次性の水頭症，てんかんなどを伴う．

口唇に黒子様の小黒色斑が多発する場合，口腔粘膜，四肢末端の色素斑と，消化管ポリポーシスをきたす Peutz-Jeghers 症候群（図8）を疑う．常染色体優性遺伝の疾患であるが，半数は孤発例である．

黒子が全身に数百個と多発する場合は，汎発性黒子症（LEOPARD 症候群，図9）を疑う．出生時より黒子が多く思春期まで増加する．Lentigines（黒子），Electrocardiographic abnormality（心電図異常），Ocular hypertelorism（眼間開離），Pulmonary stenosis（肺動脈狭窄），Abnormalities of genitalia（性器異常），Retardation of growth（成長障害），Deafness（難聴）の頭文字に由来する．

鑑別疾患

悪性黒色腫，スピッツ母斑（→ p 195）．

治療

　大きさは部位によって，切除・縫縮術，植皮術(患者の皮膚そのものの場合と，自家培養真皮シートを用いる場合がある)，剝皮術，キュレッティング(吸引術)などを行う．小型の黒子ではレーザー治療や電気焼灼も行われている．整容的な問題のみであるなら，必ずしも切除する必要はなく，カバーマークやダドレス*などで目立たなくする方法もある．

保護者への説明のポイント

　色素性母斑は色調が濃くて目立ち，整容的問題と悪性化の心配から早期に切除を望む保護者が多いが，必ずしも早期に切除する必要はない．出生直後に 5 cm 以上ある巨大色素性母斑では，将来悪性黒色腫が発生する可能性を考えて，いずれ切除したほうがよいが，5 cm 以下の小さなものは，あくまで整容的に考えてよいことを説明する．顔などの露出部で非常に目立つ部位であれば，全身麻酔で早期に切除してもよいが，非露出部位のものや露出部位でも面積が小さくあまり目立たない場合は，必ずしも切除しなくてもよい．乳幼児期に全身麻酔で切除するよりも，7 歳以降に本人が希望すれば局所麻酔下に切除したほうが身体への負担が少ないことを説明する．

(馬場直子)

---

*カバーマーク(カバーマーク株式会社)はファンデーション，ダドレス(グラファラボラトリーズ株式会社)はタンニングローション(塗って乾くと褐色に着色し，洗ってもしばらく取れない)である．直販店を紹介して使用方法を教えてもらうこともでき，インターネットでも購入可能である．

黒いあざ②

スピッツ母斑
（若年性黒色腫）
Spitz nevus
(juvenile melanoma)

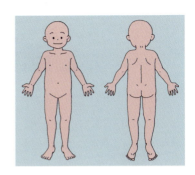

> 臨床のポイント

- 主に小児に生じる後天性の色素性母斑の一種であるが，急速に拡大する傾向が強い．
- 病理組織で診断を確定するが，紡錘形細胞，類上皮細胞様細胞，多核巨細胞などが混在する．
- 臨床的にも病理組織学的にも，しばしば悪性黒色腫との鑑別が重要となる．
- 診断にはダーモスコピー所見が有用で，ムラサキウニの棘のような黒色線条が放射状に辺縁を取り囲み，その先端付近に小球状の黒色色素沈着がみられると典型的である．

原因

色素性母斑の特殊なタイプと考えられる．

症状

乳児期～学童期に，淡紅褐色～黒色の丘疹・結節または不整形斑が突然出現し，比較的急速に増大する（図1, 2）．時に，扁平母斑や血管腫の上に生じることがある（図1）．

増大するスピードは速いが良性の母斑性疾患であり，一定以上の増大や遠隔転移をきたすことはない．

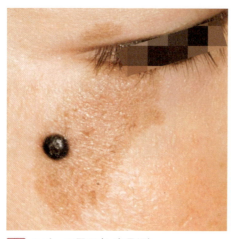

図1 スピッツ母斑（1歳男児）
生来あった扁平母斑の上に，1歳から黒い丘疹が出現し，急速に大きくなった．生検にてスピッツ母斑と確認された．

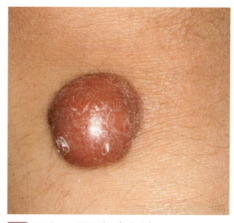

図2 スピッツ母斑（7歳女児）
膝の下に赤褐色の疣状隆起ができ，急速に大きくなった（15×15×12 mm）．切除したところスピッツ母斑の病理組織であった．

鑑別疾患

悪性黒色腫，色素性母斑（→ p 190），毛細血管拡張性肉芽腫（→ p 160）．

治療

本症を疑った場合は，悪性黒色腫との鑑別のためにも全切除して病理診断を慎重に行う．

保護者への説明のポイント

黒子よりも大きくなる速度が速い母斑で，待っていても自然に治ることはないばかりか急速に大きくなったり盛り上がってくるおそれがある．病理検査をして診断を確定するためにも，切除しておいたほうがよいと説明する．

（馬場直子）

茶色いあざ

扁平母斑, カフェオレ斑
nevus spilus, café au lait spot

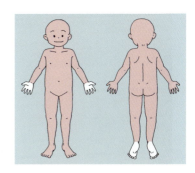

> **臨床のポイント**

- ✓ 生まれつきある一様な濃さの茶色い斑で，皮膚面から隆起せず，大きさや形はさまざまである．
- ✓ 生後まもなくより，直径が5mm以上の大きさで6個以上あればカフェオレ斑を考え，神経線維腫症1型(neurofibromatosis type 1：NF1, von Recklinghausen病)の可能性を考える．
- ✓ NF1は出生約3,000人に1人の割合で生じ，人種差や性差はない．
- ✓ 欧米では境界鮮明で色調が一様な褐色斑をカフェオレ斑とよんでいるが，本邦ではNF1型やMcCune-Albright症候群などにみられるものをカフェオレ斑とよび，無症候性のものを扁平母斑とよぶ．
- ✓ 扁平母斑はその後数が増えることはないが，カフェオレ斑であれば成長につれて小さな褐色斑の数が増えてくる．
- ✓ 広範囲に多発するカフェオレ斑があり長管骨の異常を伴う場合，McCune-Albright症候群の可能性がある．

原因

　扁平母斑ができる原因は不明であるが，表皮基底層の限局性のメラニン沈着の増加によって皮膚が褐色にみえている．カフェオレ斑では，表皮メラノサイトの増加がみられ，線維芽細胞による可溶性因子の関与が指摘されている．

　NF1は原因遺伝子が第17番染色体(17q11.2)に存在し，neurofibrominをコードしている．常染色体優性遺伝であるが，両親のNF1遺伝子に変異がみられない孤

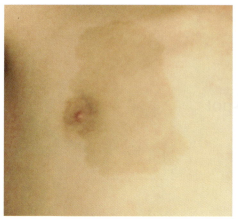

図1 右胸部の扁平母斑（3歳女児）
境界明瞭で一様な褐色斑，皮膚はなめらかで隆起しない．

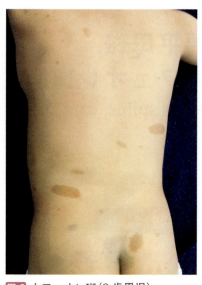

図2 カフェオレ斑（3歳男児）
蒙古斑上にあるカフェオレ斑の周囲は色素が抜け，白い帯で取り囲まれる．

発例が70％を占める．

症状

■ 好発部位

扁平母斑は全身のどこにでもできるが，手掌と足底にできることはほぼない．

カフェオレ斑では，大きめの斑は全身のどこにでもできるが，雀卵斑様色素斑（freckling）や，小レックリングハウゼン斑とよばれる細かい褐色斑は，顔と体幹に好発する．腋窩には axillary freckling とよばれる，巨大な褐色斑が地図状にみられることが多い．

■ 臨床症状

ほとんどは生後すぐに気づかれ，遅くとも1歳代までには出現する．境界鮮明で皮膚面より隆起しない一様な色調の褐色斑で，形や大きさはさまざまである（図1）．最初に気づかれたときに5 mm以上の大きさのものが6個以上あるとカフェオレ斑（図2）を疑うが，その後の経過で雀卵斑様の小レックリングハウゼン斑が，体幹や顔などに増えてくると，より疑いが濃厚となる．コーヒー牛乳色である

ことからカフェオレ斑とよばれるが，色調の濃淡はさまざまである．

　腋窩や鼠径部にみられるそばかす様の小褐色斑(小レックリングハウゼン斑)は3歳頃から多くの患者にみられる．大型の褐色斑(大レックリングハウゼン斑)は約5％の頻度で出生時からみられるが，びまん性神経線維腫を合併することが多く，注意が必要である．有毛性褐青色斑とよばれる，毛が生えて青みがかった色調の大きな褐色斑がみられることもある．

■ NF1のその他の症状

- **神経線維腫**：思春期前後より現れる皮膚面から半球状に隆起する軟らかい腫瘤で，最初は気づかれにくいが，斜め方向から見ると皮膚がわずかになだらかに隆起しているのがわかり，触れると非常に軟らかく抵抗なく凹むのを触知できる．正常皮膚色〜褐色〜淡紅色とさまざまあり，圧痛があることもある．

　大きく弁状・懸垂状に垂れ下がるものは，びまん性蔓状神経線維腫とよび，整容的問題が大きい．末梢神経内に神経線維腫が生じると皮下の神経に沿って結節を触れることがあり，圧痛や放散痛を伴う．まれに神経線維腫が悪性化して悪性末梢神経鞘腫瘍が生じることがあり，急激な増大に注意する(NF1の2〜5％)．

- **その他の皮膚症状**：若年性黄色肉芽腫[*1]や貧血母斑[*2]がみられることがある．
- **脳・神経系病変**：小児期にMRIを行うと半数近くに小脳・脳幹部・基底核などにT2強調画像で高信号病変(unidentified bright object：UBO)が認められるが治療の必要はない．脳神経や脊髄神経の神経線維腫，髄膜腫，神経膠腫などがみられるが頻度は低い(5％以下)．痙攣や知能障害はまれであるが，学習障害や注意欠如・多動症は約30％にみられる．
- **眼病変**：3歳頃からほとんどの患者に虹彩小結節がみられる．診断的価値は高いが治療の必要はない．

[*1] **若年性黄色肉芽腫**(図3，→ p 167)：生後まもなくより出現する黄色調を帯びた弾性軟の充実性の丘疹・結節で，表面は平滑で光沢がある．数mmのことが多いが大小さまざまで，大きいものは1cmを超える場合もある．単発することも多発することもあるが，すべて数年の経過で自然消退し，ほぼ瘢痕を残さない．NF1に随伴しやすいが，NF1に伴わずに出ることも多い．

[*2] **貧血母斑**(図4)：入浴時，運動後など，周囲の皮膚が潮紅したときにだけ現れる蒼白斑で，普段は目立たない．その部位の毛細血管の機能障害によるものと考えられており，健常皮膚が温熱や機械的刺激で血管拡張して赤くなってもそこだけ反応せず，白斑のように蒼白に浮かび上がって見えるため貧血母斑とよばれる．NF1患者の体幹や四肢近位部に好発する．

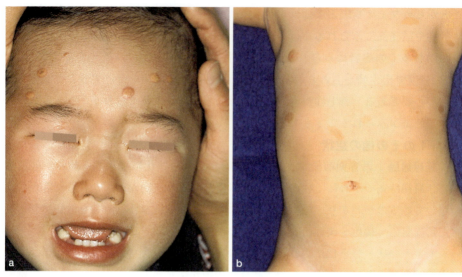

図3 NF1 に合併した若年性黄色肉芽腫（1歳2か月男児）
大小多数の黄褐色丘疹が顔面に多発し（a），体幹にはカフェオレ斑がある（b）．

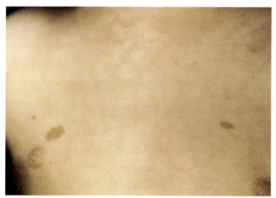

図4 NF1 に合併した貧血母斑
（11か月男児）

- **骨病変**：まれに（5％以下），出生時に四肢骨の変形（先天性脛骨偽関節症）や，蝶形骨の形成異常がみられることがある．とくに頭頸部にびまん性神経線維腫があれば，骨欠損を合併する場合がある．思春期には10％の頻度で脊椎の側弯などの変形を生じる．

鑑別診断

- McCune-Albright 症候群：①出生時より広範囲に多発するカフェオレ斑様の褐色斑，②多発性の線維性骨異形成，および③思春期早発症を3主徴とする．褐色斑は通常骨病変と同側で帯状，地図状に広く存在し，辺縁が不規則な鋸歯状，点状斑が周囲に多発するのが特徴的である．思春期早発症はほとんど女児にのみみられる．

治療

扁平母斑やカフェオレ斑に保険適用のある治療はQスイッチ付ルビーレーザー，またはルビーレーザー治療のみであり，同一部位に2回だけ認められている．しかし実際には2回で奏効する例はまれで，再発率が高い．一般的には生後間もない新生児または乳児で，ある程度小範囲で辺縁に鋸歯状の凹凸があるものは，レーザー治療が奏効しやすいといわれている．範囲が広いものはレーザー治療では難治であり，経過観察するにとどまっているのが現状である．

希望があれば切除・縫縮術，または植皮術も可能ではあるが，整容的に何もしないほうがよい場合もある．むしろ，カバーマークなどでカモフラージュするほうが非侵襲的で現実的である．

保護者への説明のポイント

扁平母斑やカフェオレ斑に対して整容的にレーザー治療を希望して受診する保護者は多いが，前述のごとくレーザー治療は奏効せず再発例が多いため，現状では積極的に勧められない．扁平母斑が顔に広範囲にあったり，数が多いカフェオレ斑では，整容面で本人および保護者の悩みも大きいものである．その心配に寄り添ったうえで，現状では褐色斑を跡形なく消し去ることはできず，今後のさらなるレーザー治療技術の向上に期待したいこと，当面はカバーマークなどで目立たなくする方法もあることなどを紹介する．

NF1の多様な症状が今後出てくるかもしれないという不安に対しては，個々の症状には多様性が大きく，あらゆる症状が出るとは限らないので，成長とともにどのように変化してくるかを長い目で慎重に見極めながら，一緒に一つひとつ対処していきましょうと声をかける．希望があれば遺伝カウンセリングも紹介する．

（馬場直子）

青いあざ①

太田母斑
nevus of Ota

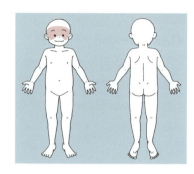

> **臨床のポイント**
>
> ✓ 太田母斑は1939年に，太田らにより眼・上顎部褐青色母斑として報告されたのが世界初である．
> ✓ 本邦では人口の0.1〜0.2％にみられるが，人種差があり，有色人種に多く白人にはまれである．
> ✓ 発症年齢は，生後まもなくより1歳までと，思春期の2つのピークがある．
> ✓ 女性に多く，有色人種では80％前後を女性が占めている．

原因

胎生期の神経管から遊走する皮膚メラノサイトの定着過程での障害と考えられている．結膜とぶどう膜のメラノサイトも皮膚メラノサイトと同様に神経管から遊走してくるため，定着過程の異常で眼球メラノーシスが起こると考えられている．表皮基底層と真皮における限局性のメラニン沈着の増加によって皮膚が褐色〜青色に見えている．遺伝性はないとされている．

症状

好発部位

通常，三叉神経第1・2枝領域に片側性に限局するが，まれに両側性もある．眼球の強膜，鼻粘膜，頬粘膜，鼓膜にも生じることがある．

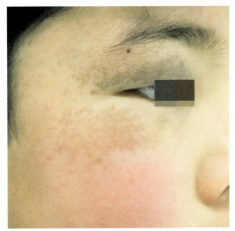

図1 太田母斑Ⅰ軽度型，眼窩型（8歳男児）
右眼の上下眼瞼，頬の上部に小褐色斑が多数集簇して融合している．強膜にも褐色小斑点がみられる．

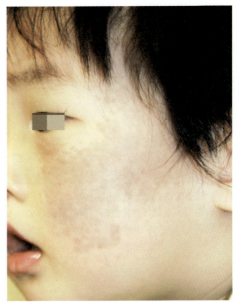

図2 太田母斑Ⅲ高度型（1歳6か月男児）
左頬〜こめかみ〜額にかけて広範囲に，大小の褐色斑が多数集簇している．

■ 臨床症状

　生後すぐまたは数か月以内に，通常片側の頬，眼瞼，こめかみ，額に青色〜褐色の小斑点が多数集簇して生じる．重症例では第3枝にもみられ，反対側に及ぶこともある．

　眼の強膜や虹彩，眼底にも色素沈着を認めることが多く，眼球メラノーシスという．眼球以外にも鼓膜，鼻粘膜，口腔内に色素沈着を認めることがある．

　色素斑の分布により4型に分類される．Ⅰ軽度型〔眼窩型（図1），頬骨型，前額型，鼻翼型〕，Ⅱ中等度型，Ⅲ高度型（図2），Ⅳ両側型．

　生涯消えることはなく，思春期頃までは徐々に濃くなる傾向にあり，思春期頃に急に濃くなることもある．思春期に発症する遅発型もある．月経周期や過労により色調が多少変化することがある．

■ 鑑別疾患

- **異所性蒙古斑**（→p 206）：点状集簇性ではなく，色調の濃淡はさまざまであるも

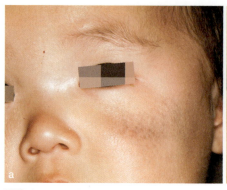 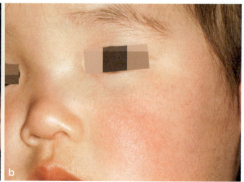

図3 太田母斑（1歳女児）
a：治療前．左頰に青褐色斑が多数集簇している．
b：Qスイッチ付アレキサンドライトレーザー治療3回後．

のの均一な青色斑が染み出したような外観であり，褐色調のものはない．顔面にもありうるが，三叉神経第2枝領域に出てくるものはたいてい太田母斑である．同部位であっても，類円形のくっきりした均一な青色斑の場合は異所性蒙古斑であろう．次第に濃くなれば太田母斑であり，薄くなってくるようなら異所性蒙古斑である．

治療

　保険適用があるのは，Qスイッチ付アレキサンドライトレーザー，Qスイッチ付ルビーレーザー，およびルビーレーザー治療である．Qスイッチ付ルビーレーザーとルビーレーザーでは，同一部位に5回まで認められている．照射回数は色素斑の濃さや範囲にもよるが，同一部位に対しては3か月以上の間隔を空けて，複数回照射すれば，ほぼ消失させることができる（図3）．過度のエネルギー照射や頻度が高すぎると，瘢痕をきたしたり脱色素斑が残るため十分に注意する．眼裂の辺縁から約5 mm以内の眼瞼は，眼の中へレーザー光線が入り視機能への悪影響が懸念されるため，乳幼児期に局所麻酔だけで行うことは危険である．全身麻酔で眼球を遮蔽用コンタクトで保護して行うか，成長後に行ったほうがよい．

　リドカイン含有テープ剤（ペンレス®テープ）や，リドカイン・プロピトカイン配合クリーム（エムラ®クリーム）などを貼り，約1時間待ってから行うと，痛みを緩和できる．皮膚が薄くてまだ日焼けしていない乳幼児期のうちに治療したほうが，

年長児や成人よりも少ない照射回数で済み，合併症も少ない．

患者・家族がレーザー治療を望まない場合や色調が薄い場合は，カバーマークなどで目立たなくさせるだけの場合もある．

保護者への説明のポイント

太田母斑は生後すぐには気づかれない場合が多く，生後数か月までの間に徐々に見えてくることが多いため，先天的なあざであるとは考えない保護者もいる．徐々に色調を増す性質があり，思春期頃にさらに濃くなる時期があることを話す．顔にあるため整容的な問題が大きく，まだ日焼けしておらず皮膚が薄い乳児期のうちにレーザー治療したほうが効果がよいこと，保育所や幼稚園などの集団生活に入る前に治療を終えておいたほうが周囲から言われたり本人が気にしたりすることがないのでよいと思われることなどを話す．

レーザー照射後は軽いやけどと同じ状態になるため，約1週間は露出させないで消炎鎮痛剤軟膏を塗りガーゼで保護すること，ガーゼ除去後は日焼けによる炎症後色素沈着を防ぐために日焼け止め対策を指導する．

眼の強膜にある場合には安全で効果的な治療法がないため，悩みの種となる．

（馬場直子）

青いあざ②
異所性蒙古斑
aberrant mongolian spot

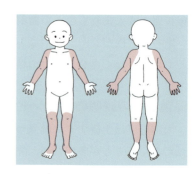

> **臨床のポイント**

> ✓ 日本人をはじめ蒙古人種の新生児では，ほぼ100％に腰仙骨部に青く見える蒙古斑がある．黒人では80〜90％，北欧の白人では1％，南欧では5〜15％くらいにみられるとされている．
> ✓ 腰仙骨部以外の場所にある場合を異所性蒙古斑という．
> ✓ 蒙古斑でも異所性蒙古斑でも，色調が一定上の濃さの場合は生涯にわたって残ることがある．
> ✓ 日本人における成人で，体のどこかの部位に異所性蒙古斑が残っている人は3〜4％ほどいる[1, 2]といわれている．

原因
　胎生期における真皮のメラノサイトは通常消失するが，何らかの原因で消失が遅れ，一部真皮に残存していると考えられている．遺伝性は多少あると思われる．

症状
■ 好発部位
　新生児の腰仙骨部以外にみられる青色斑で手掌，足底以外のどこにでもできるが，手背，前腕，下腿，足背，肩〜上腕，殿部に好発する(図1)．片側性が多いが，両側性のこともある．
■ 臨床症状
　生後すぐまたは数か月以内の新生児に現れる，腰仙骨部以外の青色斑である．濃

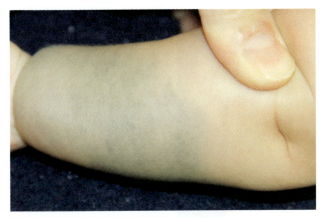

図1 異所性蒙古斑（3か月男児）
生来，左前腕に比較的濃い色調の青色斑がみられた．成長につれ色調は淡くはなったが，完全消退には至らなかった．

淡さまざまではあるが均一な青色斑が染み出したような外観であり，褐色調のものはない．顔面にもありうるが，三叉神経第2枝領域に出てくるものは太田母斑である．しかし同部位であっても，類円形のくっきりした均一な青色斑の場合は，異所性蒙古斑であることがある．

色調の薄いものは腰仙骨部の蒙古斑と同様に12歳頃までに自然消退するが，中等度以上の濃いものは生涯残る．成人で残存している割合は約4％といわれる．

毛細血管奇形と合併する場合は，色素血管母斑症*Ⅱ型（図2）である可能性を考え，皮膚以外の合併症の検索を行い，早期に対処する．

鑑別疾患

- **太田母斑**（→ p 202）：三叉神経第1・2枝領域の点状集簇性の青褐色斑であり，

＊**色素血管母斑症**：メラニン色素系の母斑と血管奇形を同時にもつ症候群で，4型に分類されている．【Ⅰ型】毛細血管奇形＋線状表皮母斑，【Ⅱ型】毛細血管奇形＋青色母斑（異所性蒙古斑），【Ⅲ型】毛細血管奇形＋扁平母斑，【Ⅳ型】Ⅱ＋Ⅲ，それぞれ皮膚限局型を a type，皮膚以外の合併症をもつものを b type とする．本邦ではⅡ型（図2）が最も多く，全体の約80％を占める．合併症の多くは血管奇形と関連したものであり，Klippel-Trenaunay-Weber症候群とSturge-Weber症候群が主である（→ p 188）．他に頭蓋融合症，小頭症，巨脳症，内分泌障害，小耳症，難聴，側彎症，リンパ管奇形，外胚葉奇形などの報告がある．

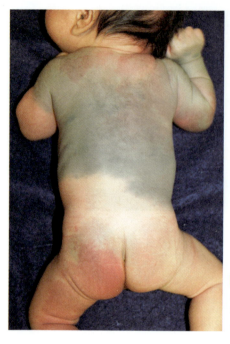

図2 色素血管母斑症Ⅱ型（1か月男児）
生来，背中・胸腹部・右腕に色調が濃い青色斑，右顔面・頸・右上腕・左下肢に広く赤色斑がみられた．

成長とともに次第に濃くなり範囲も拡大傾向がみられる．

治療

　濃い色調で目立つ部位にある場合は，レーザー治療の適応となる．ただし，あくまで成長につれて色調が薄くなるものであることを考慮して，確実に完全消退しない濃さである場合にのみ適応を選んで行うべきである．また，殿部などの目立たない部位では行う必要はないと筆者は考えている．

　保険適用があるのは，Qスイッチ付アレキサンドライトレーザー，Qスイッチ付ルビーレーザー，およびルビーレーザーによる治療である（図3）．Qスイッチ付ルビーレーザーとルビーレーザーでは，同一部位に5回まで認められている．

　リドカイン含有テープ剤（ペンレス®テープ）や，リドカイン・プロピトカイン配合クリーム（エムラ®クリーム）などを貼り，約1時間待ってから行うと痛みを緩和できる．皮膚が薄くてまだ日焼けしていない乳幼児期のうちに治療したほうが効果がよい．

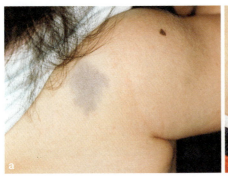 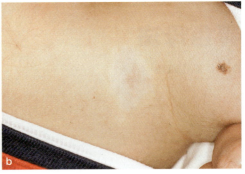

図3 異所性蒙古斑（1歳女児）
a：治療前．生来，左肩甲部に色調の濃い青色斑がくっきりみられた．
b：Qスイッチ付アレキサンドライトレーザー治療4回後．

保護者への説明のポイント

　異所性蒙古斑は日本人にとってごくありふれたよくある母斑で，生理的なものといってもよいことを説明し，成長につれて色調が薄らいでいくので，いまは目立ったとしても将来消えそうな色調の場合は，治療せずに消えるのを待つことを勧める．あくまで，明らかに自然消退が期待できない非常に濃いあざで，整容的に気になる部位の場合のみ，レーザー治療をするかどうかの検討の対象となる．レーザー治療をやることになった場合は，ほかのレーザー治療と同様に，まだ皮膚が薄く日焼けもしていない乳幼児期に局所麻酔だけで行うことを勧める．レーザー治療中は患部を日焼けさせないように遮光に努めることを指導する．

文献

1) 肥田野信：青年にみられる残存性蒙古斑と青色母斑．医学のあゆみ 84：490-491, 1973.
2) 井上勝平, 他：真皮メラノサイト系母斑．皮膚科の臨床 16(10)：747-768, 1974.

（馬場直子）

青いあざ③
青色母斑
blue nevus

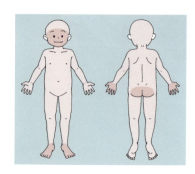

臨床のポイント

- 生後まもなく〜思春期頃までに生じる，青みがかった黒色の硬い小結節である．
- 通常型のものは予後良好であるが，増殖細胞型では鶉の卵大かそれ以上の大きさになるもの，全身に小豆大までの青色母斑が多発するものなどがあり，悪性黒色腫との鑑別が必要となる．

原因

不明だが，メラニンに富むメラノサイトが真皮内で増殖している．増殖細胞型では，メラニンをほぼ含まない Schwann 細胞のような明るい細胞の胞巣が混在する．

症状

■好発部位
全身のどこにでもできるが，顔面，手背，足背，殿部に好発する．

■臨床症状
生後まもなくより思春期頃までに生じ，扁平または軽度隆起する 1 cm 大までの硬い青色〜黒色の皮下結節である（図1）．成長に伴って増大する．通常型青色母斑と，増殖細胞型青色母斑に分類される．
- 通常型：メラニンを豊富にもつ紡錘形細胞が真皮深層に増えており，とくに付属器，血管，神経周囲に集まる傾向がある．メラノファージの増殖もみられる．
- 細胞増殖型：通常型でみられる所見に加えて，大型の細胞が増殖する．表面は扁

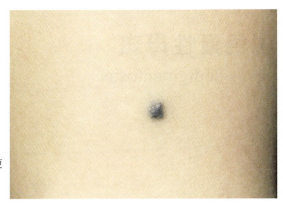

図1 通常型青色母斑（5歳男児）
3歳頃から，左下腿に軽度隆起する硬い2〜3 mmの青黒い皮下結節が生じ，徐々に増大してきた．

平な青色斑で皮下に結節を触れるもの，鶏の卵大かそれ以上の巨大腫瘤になるもの，全身に播種状に小豆大までの青色母斑が多発するものなどもあり，悪性黒色腫との鑑別が必要となる．

鑑別疾患

色素性母斑，悪性黒色腫，スピッツ母斑（→ p 195）．
- Carney complex：顔面を中心に黒子様の黒褐色斑が多発し，次第に増加してくる．内分泌腫瘍，心房粘液腫，神経鞘腫などを伴う．

治療

予後良好であり必ずしも切除する必要はないが，悪性黒色腫やスピッツ母斑との鑑別や，整容のために切除することが多い．取り切れば再発することはない．レーザー治療の適応はない．

保護者への説明のポイント

予後良好なので必ずしも切除する必要はないが，悪性黒色腫などとの鑑別や，整容のために切除することを勧める．取り切れば再発はないことを説明する．保護者は手術よりもレーザー治療を希望することが多いが，レーザー治療では細胞レベルで取り残し再発することがあること，確定診断ができず万一の悪性腫瘍を見落とす可能性があることなどを話し，傷は残っても確実に全切除することを勧める．

（馬場直子）

白いあざ①
脱色素性母斑
nevus depigmentosus

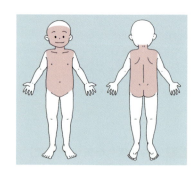

> **臨床のポイント**
>
> ✓ 出生時ないし生後数か月以内に出現する，限局性の不完全脱色素斑である（1884年，Lesserにより初めて報告）．
> ✓ 臨床的な診断基準は，①出生時ないし生後早期に現れる脱色素斑，②生涯不変，③罹患部の知覚異常はない，④病巣の辺縁に色素の増強はない，の4項目が挙げられる（1976年，Coupe）．
> ✓ 性差や人種差はない．
> ✓ まれな疾患とされてはいるが，範囲の少ない非露出部位では受診しない人も多いため，報告されることも少なく，実際はありふれた疾患の一つと筆者は感じている．

原因

不明であるが，電子顕微鏡での観察によるとケラチノサイト内のメラノソームの数が減少しており，メラノソーム合成の低下と，ケラチノサイトへの受け渡しの低下が原因であると考えられている．

症状

■ 好発部位

体幹に最も多く，ついで顔面，頸部，上肢に多いが全身のどこにでもできる．通常片側性である．

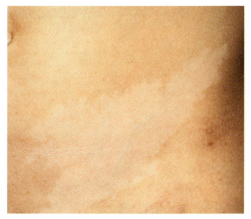

図1 脱色素性母斑，孤発型（1歳女児）
境界明瞭な鋸歯状の辺縁をもつ不完全脱色素斑が下腹部に1か所みられた．

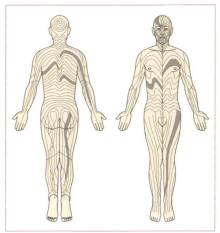

図2 ブラシュコ線

■ 臨床症状

　乳児期は皮膚の色が白いため脱色素斑は目立たず，生後すぐには気づかれないことが多いが，数か月〜1歳頃にはっきりと現れてくる．大きさや形はさまざまで，類円形，線状・帯状（ブラシュコ線*に沿う），不整形などさまざまである．1か所の場合が多いが複数ある場合もあり，伊藤白斑や結節性硬化症の脱色素斑白斑との鑑別が問題になる場合もある．完全な脱色素斑ではなく色白の皮膚色といった感じで，周囲の健常皮膚よりは白く浮き出てみえる程度のことが多い．尋常性白斑でみられるような境界部の色素増強はみられず，辺縁が鋸歯状で凹凸があることも特徴の一つである（図1）．成長につれて，健常皮膚とともに伸びて全体面積は大きくなるが，範囲は変わらず他に増えることもない．基本的に皮膚以外の合併症を伴わない．大きく3型に分類されている（大磯ら，2010年）．

＊ブラシュコ線：線状の走行を示す母斑の共通分布パターンを描いたもので，1901年にベルリンの皮膚科医Blaschko（ブラシュコ）が多くの母斑が共通の規則的な線に沿って出現することに気づき，その走行パターンを人体図に示した．胎生期の皮膚に生じた母斑の元となる異常細胞が増殖進展したラインであり，背部中央でV字型，両背部・胸部で上に凸のアーチ型，側胸部〜腹部でS字型，四肢で長軸に平行な線をなす．Blaschkoの発見から100年以上経過してから，HappleとAssimら[1]により，Blaschkoが描かなかった頭頸部の部分も追加され，全身のブラシュコ線が完成した（図2）．

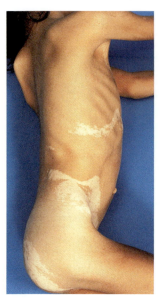

図3 伊藤白斑(7歳男児)
ブラシュコ線に沿った線状,帯状の脱色素斑が2か所以上にみられた.

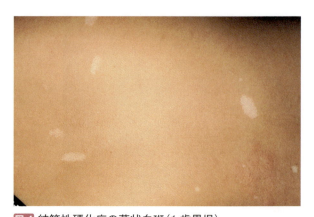

図4 結節性硬化症の葉状白斑(1歳男児)
生後間もなくより体幹と下肢に2〜15 mm大の楕円形〜木の葉様の不完全脱色素斑が多数みられた.本症にて結節性硬化症が疑われ,診断された.

①孤発型:単発で最も頻度が高い.境界明瞭な鋸歯状の辺縁をもつ不完全脱色素斑.
②分節型:片側性,単発性でブラシュコ線に沿って生じる不完全脱色素斑.
③全身型:片側性,多発性でブラシュコ線に沿ったらせん状や縞状に分布する不完全脱色素斑.伊藤白斑との鑑別が問題となる.

鑑別疾患

- 伊藤白斑(図3):出生直後ないし数か月以内に,ブラシュコ線に沿った線状,帯状,渦巻き状の不完全脱色素斑が2か所以上にある.何らかの神経症状を伴う確率が高い(約80%以上).両側性のこともあり,両側性なら伊藤白斑と考えられる.
- 結節性硬化症の葉状白斑(図4):出生直後ないし数か月以内に葉状白斑といわれる木の葉のような形,あるいは類円形,菱形,不整形の不完全脱色素斑が体幹,

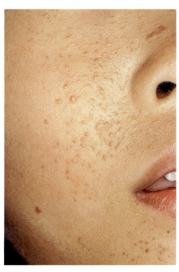

図5 結節性硬化症の顔面血管線維腫（2歳男児）
1歳頃から両頬，下顎に1〜3 mm大の淡紅色の硬い丘疹が多発してきた．

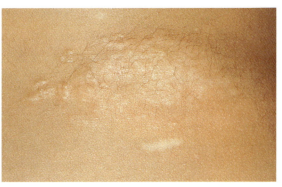

図6 結節性硬化症の葉状白斑と shagreen patch（7歳男児）
4歳頃から右腰部に皮膚を隆起させる軟らかい皮下腫瘤が集簇して現れ，増大してきた．脱色素斑と多毛を伴っていた．

四肢に複数現れる．結節性硬化症の初期症状として重要で，他の皮膚症状や神経症状よりも早期に現れるため早期診断につながる．Wood灯を用いると病変部が明瞭になる．1歳前後から特徴的な顔面の血管線維腫（図5），forehead plaque，体幹の粒起革様皮膚（shagreen patch，図6），爪下線維腫，さらに痙攣発作や精神運動発達遅滞が明らかとなってくることがある．

- **まだら症（限局性白皮症）**：生来，前頭部から額にかけて現れる，菱形ないし逆三角形の完全脱色素斑とその部位の白毛（頭髪，眉毛，睫毛，体毛）が特徴的である．体幹や四肢にも左右対称性の完全脱色素斑が広範囲にみられ，白斑の中に島状の正常皮膚が斑状に褐色斑として散在性にみられる．常染色体優性遺伝性で，病変部表皮のメラノサイトが完全に欠如しているため，生涯不変である．
- **貧血母斑**（→ p 217）
- **尋常性白斑**：後天性に生じる境界鮮明な完全脱色素斑で拡大・増加したり，縮小・消退するなど変化がみられ，完治することもある．辺縁の色素の増強がみられることもある．乳児期発症の場合は一時点での鑑別が難しいことがあるが，経

過観察していれば変化がみられるので鑑別できる．
- **白色癜風**：額，頸，体幹，腋窩，鼠径部など，汗の多い部位に類円形の脱色素斑が多発する．定規や鈍なメスなどで軽く擦過すると，粃糠様落屑が多数得られ，それを直接鏡検して癜風菌に特有の胞子，菌糸が確認できれば確定診断となる．

治療

　先天性の脱色素斑であり，根本的に有効な治療法はない．病変部の皮膚を剥離し植皮を行う治療の報告はあるが，特殊な技術であり，採皮が必要なため侵襲も大きく標準的治療法にはなりにくい．

　対処法として，脱色素斑部にカバーマークやダドレスなどを塗り，健常皮膚色に近づけてカモフラージュする化粧法が行われている．

保護者への説明のポイント

　脱色素性母斑は生後すぐには気づかれにくく，数か月経ってから気づかれることが多いため先天的なあざであるとは考えない保護者も多い．そのため，外用薬や内服薬で治療できると期待して受診することが多い．先天性に色素を作る機能が病変部だけ弱いため周囲の皮膚よりも白くみえること，その機能は残念ながら現代治療によって取り戻せるものではないことを説明する．その代わり対症療法ではあるが，カバーマーク，ダドレスなどを白斑部に塗ることによってかなり目立たなくできることを伝え，幼稚園や小学校など集団生活に入る前に，本人が気にし始めたら利用するのも一法であることを話しておく．

文献
1) Happle R, et al : The lines of Blaschko on the head and neck. J Am Acad Dermatol 44 (4) : 612-615, 2001.

（馬場直子）

白いあざ②
貧血母斑
nevus anemicus

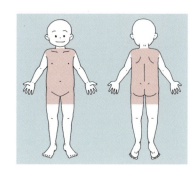

> **臨床のポイント**
> ✓ 生来，境界明瞭なピンク色の脱色素斑が，多くは体幹，さらに四肢近位部や頭頸部に啼泣時や発熱時などに現れる．普段はあまり目立たない．
> ✓ 健常児にもできるが，神経線維腫症との合併が多いことが知られており，他に色素血管母斑症に合併することもある．
> ✓ 生涯不変で，増加したり自然消退することはない．

原因

病変部にメラノサイトやメラニンの減少があるわけではなく，毛細血管の交感神経刺激に対する反応性の亢進が原因と考えられている．すなわち，交感神経の興奮によりカテコールアミンが増え，病変部の毛細血管だけが過剰に反応して血管収縮をきたし，周囲の健常組織よりも貧血様に白っぽくみえると考えられている．

症状

■ 好発部位
体幹，四肢の近位部に多いが，頭頸部にもまれにみられる．

■ 臨床症状
生後まもなくの新生児もしくは乳幼児期に，入浴や啼泣などで全身の皮膚が紅潮したときに，ある部位だけ斑状にピンク色～白っぽく浮き出てくることに気づかれる（図1）．大小の類円形の脱色斑が集まって融合したような，花環状の形態をなす

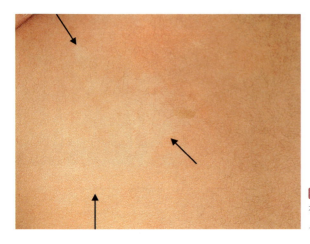

図1 貧血母斑（10か月女児）
神経線維腫症1型に合併した例．
入浴時に母親が気づいた．

ことが多い．時に脱色斑の中に健常皮膚が島状に散在することもある．同時に褐色斑が多発する場合は神経線維腫症1型，赤色斑や青色斑を合併する場合は色素血管母斑症Ⅱ型との合併の可能性が高い．

鑑別疾患

脱色素性母斑（→p 212），尋常性白斑（→p 231），結節性硬化症の葉状白斑（→p 214）．

治療

根治療法はないが機能障害はなく，整容的にも脱色素性母斑などの他の白斑よりも問題となることは少ない．

保護者への説明のポイント

普段はあまり目立たず機能的な問題はないこと，生涯変わらず増大もしないので，気にせずに過ごすことを勧める．本人が気にする年齢になったら，脱色素性母斑（→p 212）に準じて，露出部位ならカバーマークやダドレスなどで目立たなくさせる方法もあることを伝える．

（馬場直子）

上皮系母斑①

表皮母斑
epidermal nevus

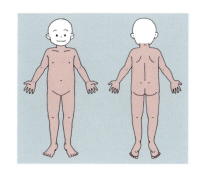

> **臨床のポイント**
>
> - 表皮細胞の過形成による過誤腫(hamartoma)として生じている病変である.
> - 海外では表皮系細胞の過誤腫病変を総称したものを指すが,本邦では表皮細胞のみの過形成を示す狭義の意味で使っている.
> - 発症頻度は1,000人に1人とされる.男女比は炎症性線状疣贅状表皮母斑(ILVEN)のみ1:4で女児に多く,その他の表皮母斑に性差はない.

原因

従来は皮膚の奇形ないし過誤腫としてとらえられてきたが,1994年にStosiekら[1]によって表皮母斑は発生過程での点突然変異によって生じた体細胞モザイクであることが示された.2016年,Umegakiらは ILVEN が進行性変動性紅斑角皮症の原因遺伝子 *GJA1* 変異のモザイクである可能性を示唆した[2].

症状

■ 好発部位

ILVEN は下肢に好発するが,その他は体幹,四肢のどこにでもでき,ILVEN と列序性母斑ではブラシュコ線(→p 213)に沿って線状・帯状に生じる.

■ 臨床症状

出生時ないしは生後数か月以内に症状に気づかれる.大多数が1歳までに発症するが,時に1歳以降の幼児,学童,まれに成人になってから発症する.本邦で

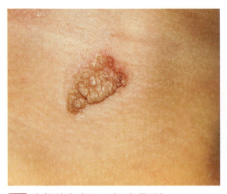

図1 疣贅状表皮母斑（2歳男児）
生来，前頸部に疣状に隆起する紅褐色調の角化性局面があり，不変であった．

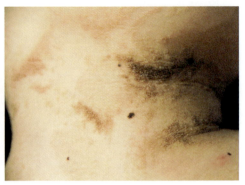

図2 列序性表皮母斑（6歳女児）
生来，右頸部〜下顎部に線状・帯状に配列する，表面が疣状・角化性の褐色局面があった．

は，次の3型に分類されている[3]．

❶疣贅状表皮母斑（verrucous epidermal nevus）

　小型で限局性，正常皮膚色〜褐色〜黒褐色の疣状に扁平隆起する丘疹が集簇して小集塊を形成し，それが短めの線状に並ぶ（図1）．発赤やかゆみなどの自覚症状は通常ない．乳幼児期は角化も少なく表面も軟らかいが，成長とともに表面が角化し隆起と硬さを増す傾向にある．

❷列序性表皮母斑（systematic epidermal nevus）

　個々の皮疹は❶と同様であるが，より広範囲に，ブラシュコ線に沿って線状，帯状に配列する（図2）．通常片側性である．四肢では長軸に沿って長い線状に並ぶが，途中で途切れている場合もある．成長につれて角化傾向が強くなり，表面に厚い鱗屑が固着する場合もあり，触れると硬くて粗造である．角化や鱗屑が厚い部位には，冬場などに乾燥するとかゆみを訴えることがある．

❸炎症性線状疣贅状表皮母斑（inflammatory linear verrucous epidermal nevus：ILVEN）

　75％が5歳以下の小児に発症[4]する，紅色調の疣状隆起性丘疹が集簇・融合してブラシュコ線に沿って線状・帯状に配列する．治療抵抗性の激しいかゆみを伴うことが特徴的である．通常は片側性で，角化が強く厚い鱗屑が付着し，苔癬化がみられる．女児に多く（男児の4倍），下肢に好発する．

鑑別疾患

脂腺母斑(→ p 222)，線状苔癬(→ p 165)，尋常性疣贅(→ p 72)．

治療

小範囲であれば，切除・縫縮術が一般的である．広範囲の場合は，炭酸ガスレーザー治療，皮膚剝削術，電気焼灼術，液体窒素凍結療法，ビタミンD_3軟膏，フルオロウラシル(5-FU)軟膏の外用療法などがある．ILVENの場合は，かゆみや炎症を抑えるために，ステロイド軟膏の重層塗布やステロイド局注が行われることがある．イミキモドクリーム外用の報告もある．

保護者への説明のポイント

一般的によく見聞きする母斑ではないかもしれないが，皮膚科では決して珍しい疾患ではなく，小範囲であれば機能面や整容面での問題も少ない．しかし，広範囲であったり，ILVENのような激しいかゆみを伴う場合は，患児のQOLが損なわれる．日常生活で困る点に一つひとつ対処しながら，根治は難しくてもできることを一緒に考えていくというスタンスで，上記の治療法を提案する．

文献

1) Stosiek N, et al：Chromosomal mosaicism in two patients with epidermal verrucous nevus. Demonstration of chromosomal breakpoint. J Am Acad Dermatol 30(4)：622-625, 1994.
2) Umegaki-Arao N, et al：Inflammatory linear verrucous epidermal nevus with a postzygotic GJA1 mutation is a mosaic erythrokeratodermia variabilis et progressive. J Invest Dermatol 137(4)：967-970, 2017.
3) 福代良一：表皮母斑．久木田淳，他(編)：現代皮膚科学体系 11．母斑・母斑症．中山書店, pp159-169, 1982.
4) Jaqueti G, et al：Trichoblastoma is the most common neoplasm developed in nevus sebaceous of Jadassohn：a clinicopathologic study of a series of 155 cases. Am J Dermatolpathol 22(2)：108-118, 2000.

（馬場直子）

上皮系母斑②

脂腺母斑
nevus sebaceus

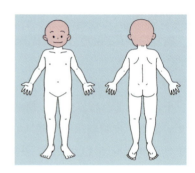

> 臨床のポイント

- ✓ 皮脂腺の異常増生を特徴とする皮膚奇形の一種であるが，皮脂腺だけでなく表皮，毛包，汗腺，真皮などの他の皮膚の構成成分にも異常がみられることから，類器官母斑(organoid nevus)ともよばれている．
- ✓ 発生頻度は 1,000 人に 1 人くらいで，人種差や性差はないとされている．
- ✓ 経時的に特有の経過をたどり，第 1 期（乳児期）→ 第 2 期（思春期）→ 第 3 期（成人期）で異なる臨床像・組織像を呈する．とくに成人期では良性腫瘍・悪性腫瘍が発生する可能性がある．
- ✓ 神経性・骨格系の異常を合併する場合があり，神経皮膚症候群の一つと考えられている（線状脂腺母斑症候群など）．

原因

不明であるが，皮膚奇形もしくは過誤腫の一種と考えられている．胎生期表皮の多能性幹細胞から生じるという考えもある．

症状

■ 好発部位

生理的に皮脂腺の多い部位，すなわち頭部が圧倒的に多く，次に顔面に多い．まれに体幹にも生じる．

■ 臨床症状

- 第 1 期（乳児期）：出生時から脱毛を伴う境界明瞭な黄色調を帯びた橙紅色で，

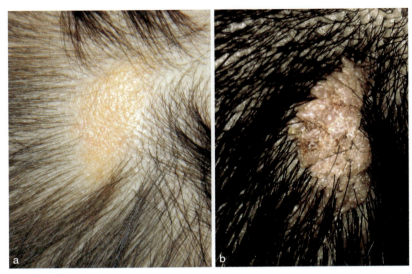

図1 脂腺母斑
a：1歳女児．生来，頭頂部に黄褐色調の表面顆粒状で光沢のある脱毛性局面が存在した．
b：10歳女児(aの9年後)．思春期が近づき，疣状に隆起してきた．時々かゆみを訴え掻くようになったため，痂皮が付着している．

表面がわずかに扁平隆起した顆粒状脱毛性局面として生じる(図1a)．
- 第2期(思春期)：思春期近くになると，表面が乳頭状，疣状に隆起してくる(図1b)．時にかゆみあり．
- 第3期(成人期)：種々の良性・悪性腫瘍が発生することがある．良性腫瘍としては乳頭状汗管囊胞腺腫，毛芽腫，外毛根鞘腫，脂腺腫の発生が多い．悪性腫瘍では基底細胞がん，有棘細胞がん，脂腺がん，アポクリン腺がん，悪性黒色腫などが報告されている．従来，基底細胞がんが多く発生するとされてきたが，実はそれらの大半が毛芽腫であったことが近年の研究で再評価され，悪性腫瘍の発生率は思っていたより低いことが明らかにされた[1]．

鑑別疾患

- 先天性皮膚欠損症：全身のどの部位にも生じるが，とくに頭頂付近の中心線に好発し，生来脱毛斑となる．単発が多いが多発する例もある．出生時は境界明瞭なびらん，ないし潰瘍であるが2〜4週間くらいで瘢痕に置き換わる．出生時すで

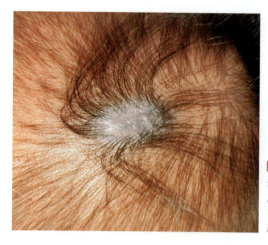

図2 先天性皮膚欠損症（4か月男児）
生来，頭頂部に楕円形の脱毛斑があり，表皮は薄く，真皮の血管が透けて青色調を帯びてみえる．毛根が辺縁に押しやられて，周辺だけ毛の密度が濃い．

に上皮化している場合もある．上皮化した欠損部皮膚は萎縮性で光沢があり，やや陥凹または隆起する瘢痕性脱毛斑となる（図2）．皮膚が薄いため皮下の静脈が透けて青く見えることも多い．辺縁に毛根が押し寄せられて辺縁のみ毛が密に生えていて，色濃く縁どられていることも多い．通常は2 cm以下であるが，広範囲の例もある．口唇口蓋裂，指の形成異常，先天性心疾患などを合併することがある．先天性の表皮，真皮，皮下組織の欠損で，まれに筋肉，骨まで達する．胎児期の臍帯・胎盤などによる圧迫や外力による皮膚壊死，羊膜と胎児表皮の分離不全，妊娠初期の薬剤などが原因として考えられているが不明である．

治療

思春期以降に乳頭状に隆起してくること，脱毛斑としての整容的な問題，また成年期以降の二次性腫瘍が発生する可能性などの懸念から，どこかの時点での切除術が勧められる．筆者は，全身麻酔による手術は患児への負担が大きすぎるのでできるだけ避けたいという観点から，局所麻酔手術が可能な小学校低学年での手術を推奨している．広範囲な場合は一度に切除せず，単純縫縮術が可能な大きさを1〜2年ごとに切除している．

それでも全面積を縫縮しきれない広さの場合は，形成外科的にtissue expansionの使用を考慮する．

保護者への説明のポイント

　脱毛斑は残ること，思春期頃から疣状に隆起してくること，成人してからほとんどは良性，まれに悪性腫瘍が発生する可能性があることを説明し，切除術を勧める．保育園や幼稚園で友達にいじめられるかもしれないので乳幼児期のうちに早く切除してほしいと訴える保護者には，全身麻酔による身体への負担の大きさを考えると，局所麻酔でできる7歳頃まで待つほうが無難であることを説明する．手術後は線状の手術瘢痕が残り，線状の脱毛斑となることもあらかじめ説明しておいたほうがよい．

文献

1) Jaqueti G, et al：Trichoblastoma is the most common neoplasm developed in nevus sebaceous of Jadassohn：a clinicopathologic study of a series of 155 cases. Am J Dermatolpathol 22(2)：108-118, 2000.

　　　　　　　　　　　　　　　　　　　　　　　　　　　　　　　　　　（馬場直子）

上皮系母斑③
平滑筋母斑
smooth muscle hamartoma

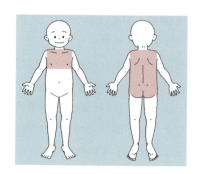

臨床のポイント

- 立毛筋母斑，congenital smooth muscle hamartoma（CSMH）ともよばれる．
- 報告例は少ないが，実際はありふれた母斑である．性差はほとんどない．
- まれだが全身に列序性に多発し，四肢に深い皺を形成すると Michelin tire baby 症候群である可能性がある．

症状

■ 好発部位
背中や胸などの体幹や殿部に好発する．

■ 臨床症状
出生時ないし数か月以内に気づかれる，正常皮膚色，あるいはやや褐色調を帯びた浸潤性局面で多毛を伴う（図1）．機械的刺激により立毛筋が収縮するのでやや隆起することがあり，偽ダリエ徴候*とよばれる．成長とともに毛の長さや量が増すことが多いが，不変ないしは目立たなくなる場合もある．予後は良好で悪性化はない．臨床症状により，4型に分類されている．Ⅰ型：古典的限局性平滑筋母斑，Ⅱ型：局面毛嚢性亜型，Ⅲ型：多発性平滑筋母斑，Ⅳ型：びまん性平滑筋母斑．

---

*病変部を擦るなど機械的刺激を加えると，蕁麻疹様に皮膚が赤く膨隆し，その後水疱を形成することがあり，これをダリエ徴候とよぶ．肥満細胞腫の場合，肥満細胞がヒスタミンを放出するための膨疹であり，人工的蕁麻疹の一種で，診断の参考となる．

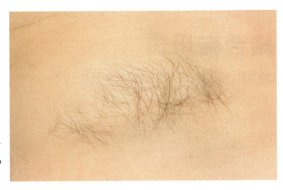

図1 平滑筋母斑（1歳女児）
生来，背中に一部毛が密集して生えており，浸潤を触れる厚めの皮膚で覆われていた．

本邦では8割がⅠ型である．Ⅳ型で四肢などに円周性の深い皮膚の溝が多数ある場合は，常染色体優性遺伝性のMichelin tire baby症候群の可能性がある．合併する異常は多様で，顔貌異常，眼瞼裂斜上，両眼隔離，口蓋裂，性器奇形，軽度の発達遅滞，尿管瘤，脂肪腫性母斑などの報告がある．

鑑別疾患

- Becker母斑：乳幼児期にはなく，主に思春期に有毛性の扁平母斑様の褐色斑が肩〜胸背部に生じる．

治療

基本的に経過観察でよいが，毛が多い場合は整容的に剃毛，脱毛レーザーなどを行うこともある．

保護者への説明のポイント

毛を逆立てる筋肉である立毛筋が増えている母斑の一種であり，悪性化はないが，成長とともに毛が長く多くなることがあると説明する．プールのときなどに人から指摘されるのが嫌なら剃毛してもよいと説明する．将来的には脱毛クリームや脱毛レーザーを考慮してもよい．ただし自然に目立たなくなることもあるため，当面は経過観察し，物心がついて気になるようなら対処を考えることを推奨している．全切除術を望む保護者もいるが手術瘢痕が残るため，筆者は脱毛で目立たなくさせるほうが整容的によいのではないかと説明している．

（馬場直子）

上皮系母斑 ④

結合織母斑
connective tissue nevus

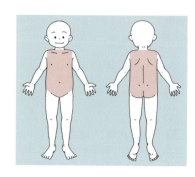

臨床のポイント

✓ 1921 年に結合織母斑が報告されたときは真皮に膠原線維が増殖するものを指していたが，1980 年に Uitto らは膠原線維だけでなく，真皮構成成分の弾性線維やムコ多糖類の増殖を伴う疾患も結合織母斑に含まれると定義し，さらに遺伝性と後天性に分類した(表 1)．

✓ 単独で発症する場合と，結節性硬化症などに合併する症候性の場合がある．

症状

■ 好発部位
体幹に好発する．

■ 臨床症状
病型により，臨床像は異なる．

膠原線維が増殖する型では，正常皮膚色から黄色調の平滑な表面上に丘疹や結節が孤立性(図1)または集簇性に認められる．色調は時に褐色調や赤みを帯びたり，また毛根を含み多毛となることもある．自覚症状はない．

結節性硬化症に合併する型では，主に腰殿部に粒起革様皮膚(shagreen patch)とよばれる数 mm〜数 cm の弾性硬の扁平隆起性局面を形成する(図2)．時に多毛を呈する．

表1 結合織母斑の分類

Ⅰ. 膠原線維性の過誤腫	A. 遺伝性	1. 家族性皮膚膠原線維腫
		2. 結節性硬化症に伴う粒起革様皮膚
	B. 後天性	1. 発疹性膠原線維腫
		2. 孤立性膠原線維腫
Ⅱ. 弾性線維性の過誤腫	A. 遺伝性	1. 骨斑紋症に伴う播種性扁平状皮膚線維腫
		2. 弾性線維性仮性黄色腫
	B. 後天性	1. 蛇行性穿孔性弾力線維症
		2. 孤立性弾性線維腫
		3. 弾性線維性仮性黄色腫
Ⅲ. ムコ多糖類性の過誤腫	A. 遺伝性	1. ムコ多糖Ⅱ型（Hunter症候群）に伴う結節
	B. 後天性	1. 粘液水腫性苔癬
		2. 限局性ムチン沈着症

〔Uitto J, et al：Connective tissue nevi of the skin. Clinical, genetic, and histopathologic classification of hamartomas of the collagen, elastin, and proteoglycan type. J Am Acad Dermatol 3(5)：441-461, 1980 より〕

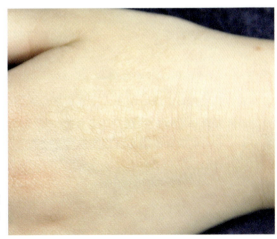

図1 結合織母斑（6歳女児）
生来，左手背に正常皮膚色から黄色調の扁平隆起性小丘疹が多数融合してみられる．

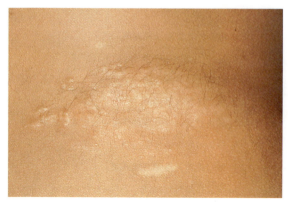

図2 結節性硬化症の葉状白斑とshagreen patch(7歳男児)
4歳頃から右腰部に皮膚を隆起させる軟らかい皮下腫瘤が集簇して現れ,増大してきた.脱色素斑と多毛を伴っていた(p 215 再掲).

鑑別疾患

- 脂腺母斑(→ p 222)
- **限局性強皮症**:萎縮性の硬化性局面を呈する.褐色色素沈着または脱色素斑となることもある.抗核抗体が陽性となることもある.

治療

基本的に経過観察でよいが,整容的に希望があれば切除することもある.

保護者への説明のポイント

　皮膚の真皮のある成分が多くできすぎた過誤腫であり,将来悪性化したりはしない.ほぼ見た目だけの問題であるため,無理に切除しなくてもよい.7歳以降,本人が気にして切除術を望めば局所麻酔下で行うこともできる,と説明している.

(馬場直子)

色素異常

尋常性白斑
vitiligo vulgaris

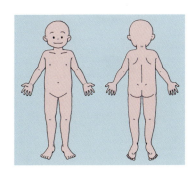

> **臨床のポイント**
>
> ✓ 出生時にはなかった境界明瞭な真っ白な斑が現れ，徐々に拡大したり増えたり，消退したりする．
> ✓ 生涯のあらゆる時期に発症する．
> ✓ 大きく，①分節型，②全身型（汎発型）に分類されている．
> ✓ 分節型は全身のどの部位にも生じるが，小児の顔面三叉神経領域に好発するためQOLを著しく損なう．

原因

不明であるが，全身型は自己免疫機序により，メラノサイトが機能喪失もしくは消失して生じるとされている．分節型の原因は不明であるが，病変部に一致して発汗異常を認めることや，ストレスで悪化することにより，自律神経のバランスの破綻が一因と考えられている．3割弱の患者には家族内発症がみられる．

症状

好発部位
顔面と体幹に好発し，外陰部や頭部も含めて全身のどこにでもできる．

臨床症状
- 分節型：皮膚分節に一致して発症し，通常は正中で境界された片側性である（図1，2）．顔面に好発し，全身型に比べて発症年齢が低い．

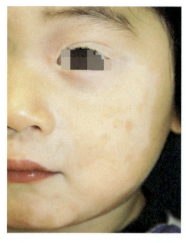

図1 分節型尋常性白斑（2歳男児）
3か月前から左眼周囲に白斑が現れ，徐々に拡大してきた．睫毛の白毛化もみられる．

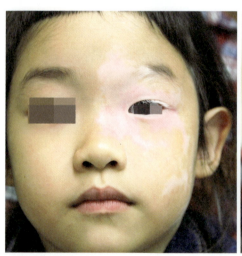 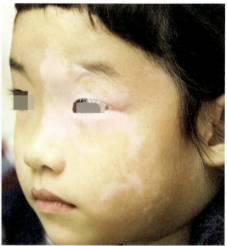

図2 分節型尋常性白斑（5歳女児）
2歳頃から左眼周囲が白くなり，徐々に拡大し，睫毛，眉毛の一部も白毛となった．日焼けすると白斑部がすぐにピンク色になる．

- **全身型（汎発型）**：白斑が全身皮膚の広範囲にわたり多発性，両側性にみられる（図3, 4）ことが多い．半数以上がこのタイプである．

*

大きさや形はさまざまで類円形，不整形，地図状などが多いが，線状〜帯状のも

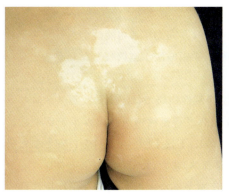 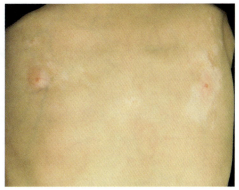

図3 全身型尋常性白斑(8歳女児)
1年前から腰殿部,胸腹部,四肢に多発性に白斑が広がってきた.白斑の中に点状,島状に色素沈着が認められる.

図4 全身型尋常性白斑(8歳女児)
両側乳頭部とその周辺,胸正中部にも,散在性に白斑がみられる.

のはほとんどない.脱色素性母斑や伊藤白斑とは異なり,完全脱色素斑である.境界部に色素増強がみられることが多く,辺縁が非常に境界明瞭で,凸凹が比較的少ない.白斑の中に正常皮膚色〜褐色の斑が島状にみられる(図1,3)ことが多い.頭髪,眉毛,睫毛部にできると白毛となる(図1,2).

基本的に皮膚以外の合併症を伴わない.患部を強く擦ったり紫外線が当たったりすると,後でそこに病変が生じるケブネル現象*が陽性である.日焼け,過労,ストレス,妊娠が増悪因子となることがある.

鑑別疾患

伊藤白斑(→ p 214),結節性硬化症の葉状白斑(→ p 214),まだら症(限局性白皮症,→ p 215),貧血母斑(→ p 217),白色癜風(→ p 216).

---

*ケブネル現象:皮疹のない健常皮膚に擦過,温熱,紫外線など種々の刺激が加わると,その部位に病変部と同じ皮疹が生じる現象.掻破による場合,掻破痕に一致して線状の配列を取ることが特徴である.乾癬が有名であるが,他にも青年性扁平疣贅,扁平苔癬,尋常性白斑,ブドウ球菌性熱傷様皮膚症候群(SSSS)などでもみられる.

治療

後天性の脱色素斑であり，先天性の白斑と異なり完治する可能性がある．ステロイド外用薬，その他の外用療法，紫外線療法，手術療法が選択肢となりうる．

❶外用療法

白斑面積が体表面積の 20% 未満の全身型尋常性白斑では，副腎皮質ステロイド外用療法が第一選択となる．日本皮膚科学会の『尋常性白斑診療ガイドライン』[1)]では，12 歳以下はクラス 4（ミディアムクラス），1 日 1 回，4 か月を目安とした外用，12 歳以上はクラス 2（ベリーストロングクラス）またはクラス 3（ストロングクラス）の 4〜6 か月の外用が推奨されている．皮膚萎縮などの長期的な副作用に注意しながら治療を進め，外用開始から 2〜3 か月で効果がみられなければ他の治療に変更したほうがよい．

保険適用外治療ではあるが，タクロリムス軟膏や活性型ビタミン D_3 外用薬で有効性を示す臨床データがあり，難治例に試してみることがある．

❷紫外線療法

ナローバンド UVB 療法が簡便でよく使われている．体表面積の 20% を超える全身型尋常性白斑では第一選択になる．しかし紫外線発がんの問題があるため，15 歳以下では原則として使用しない[1)]．紫外線療法に準じて自然光の紫外線に意識的に当たるように筆者は指導しているが，白斑部は日焼けしやすく，当たりすぎて強い発赤や水疱をきたすと QOL が損なわれるので注意すべきである．また紫外線照射により白斑の辺縁部が濃い茶色に色素沈着をきたし，かえって目立つことになるため，あらかじめそのことを伝えておく必要がある．

❸吸引水疱植皮療法

白斑の病勢が固定していることを確かめたうえで施行する．分節型白斑に高い適応がある．筒状の装置を健常皮膚に密着させ，陰圧吸引ポンプで持続吸引して水疱を作り，その水疱蓋を切除して表皮を剝離した白斑部分に植皮する．

❹カモフラージュメイク療法

❶〜❸のいずれの治療にも反応しないときに選択するように，ガイドラインでも推奨されている．白斑専用のカモフラージュ化粧品，カバーマーク（→p 194）などが市販されているが，保険適用ではないことを説明しておく．

保護者への説明のポイント

　尋常性白斑は先天的な脱色素性母斑などとは異なり，治療で治る可能性があることを説明する．ただし，誰もがすぐに治るような標準的治療法はなく，予後は個人差が大きく，治癒までに年余を要する場合も珍しくないことを伝えておく．白斑部位はメラニンがないため紫外線の影響を受けやすく，発赤，水疱形成などの日焼けをきたしやすいので，普段は日焼け止め（サンスクリーン剤）を塗るように指導する．家庭で積極的に紫外線に当たる場合には，病変部には日焼け止めを塗らず健常部にだけ塗り，コントラストが強くなるのを避けることを勧める．顔面にある場合は患児の QOL が損なわれるため，精神的なケアが大切である．そのためにも対症療法ではあるが，カバーマークやダドレス（→ p 194）などを白斑部に塗ることでかなり目立たなくできることを伝える．幼稚園や小学校など集団生活に入る前に，本人が気にし始めたら利用するのも一法であることを話しておく．

文献

1）鈴木民夫，他：尋常性白斑診療ガイドライン．日皮会誌 122(7)：1725-1740, 2012.

（馬場直子）

> 資料

学校保健安全法

【第二種の感染症】登校(園)の基準

●麻疹(→ p 98)
発しんに伴う発熱が解熱した後3日を経過するまでは出席停止とする．ただし，病状により感染力が強いと認められたときは，更に長期に及ぶ場合もある．

●風疹(→ p 101)
発しんが消失するまで出席停止とする．

●水痘(みずぼうそう)(→ p 105)
全ての発しんがかさぶたになるまで出席停止とする．

【その他の感染症】*登校(園)の目安

●伝染性膿痂疹(とびひ)(→ p 58)
出席停止の必要はないが，炎症症状の強い場合や，化膿した部位が広い場合は，傷に直接触らないように指導する．

●伝染性軟属腫(水いぼ)(→ p 68)
出席停止の必要はない．

●単純ヘルペス感染症(→ p 76)
口唇ヘルペス・歯肉口内炎のみであれば，マスクなどをして登校(園)可能．発熱や全身性の水疱がある場合は欠席して治療が望ましい．

●カンジダ感染症(→ p 82)
出席停止の必要はない．乳児のオムツ交換時に，他の児と接触しないようにする．

●白癬感染症(特にトンズランス感染症)(→ p 80)
出席停止の必要はない．ただし，接触の多い格闘技の練習・試合などは，感染のおそれがなくなるまでは休ませる．

●疥癬(→ p 89)
治療を始めれば出席停止の必要はない．ただし手をつなぐなどの遊戯・行為は避ける．角化型は感染力が強いため，治癒するまで外出は控える．

●アタマジラミ(→ p 96)
出席停止の必要はない．ただし，できるだけ早期に適切な治療をする必要がある．

●帯状疱疹(→ p 108)
全ての発しんが痂皮化するまでは感染力があるものの，水痘ほど感染力は強くなく，水痘のような空気感染・飛沫感染はない．病変部が適切に被覆してあれば接触感染を防げるため，登校(園)可能である．ただし，保育所・幼稚園では，免疫のない児が帯状疱疹患者に接触すると水痘にり患しやすいため，感染者は全ての皮疹が痂皮化するまでは保育児と接触しないこと．また，水痘が重症化する免疫不全宿主(水痘ワクチン接種を受けておらず，白血病や免疫抑制剤で治療中の者)がいる場合には，感染予防に対する細心の注意が必要である．

●伝染性紅斑(→ p 110)
発しん期には感染力はないので，発しんのみで全身状態の良い者は登校(園)可能である．
●手足口病(→ p 113)
本人の全身状態が安定している場合は登校(園)可能．流行の阻止を狙っての登校(園)停止は有効性が低く，またウイルス排出期間が長いことからも現実的ではない．手洗い(とくに排便後，排泄物の後始末後)の励行が重要．
●溶連菌感染症(→ p 117)
適切な抗菌薬療法開始後 24 時間以内に感染力は失せるため，それ以降，登校(園)は可能である．
●EB ウイルス感染症(→ p 122，伝染性単核球症)
解熱し，全身状態が回復した者は登校(園)可能である．

＊「その他の感染症」は，欠席者が多くなったり，流行性・合併症の発生などの要素で，校長が学校医と相談のうえ「第三種の感染症」の扱いをする．

(文部科学省：学校において予防すべき感染症の解説．2013 より)

皮膚の学校感染症に関する統一見解

保育園・幼稚園・学校へ行ってもよいか？ 休まなければならないか？
1)手足口病(→ p 113)
手足の水ぶくれが消えて，口内炎が治っても，便の中には原因のウイルスが長い間出てきます．トイレで用を済ませた後は手洗いをきちんとしましょう．
口内の発疹で食事がとりにくい，発熱，体がだるい，下痢，頭痛などの症状がなければ，学校を休む必要はありません．
2)伝染性紅斑(りんご病)(→ p 110)
顔が赤くなり，腕や腿，体に発疹が出たときには，すでにうつる力が弱まっていることから，発熱，関節痛などの症状がなく，本人が元気であれば，学校を休む必要はありません．
また，いったん消えた発疹は日光に当たったり，興奮したり，入浴後などに再び出てくることがありますが，これらは再発ではありませんので心配いりません．
3)頭虱(あたまじらみ)(→ p 96)
互いに触れ合って遊ぶ機会の多い幼児・小児には最近ではよく発生します．発生した場合はその周囲がみんな一斉に治療を始めることが大切です．頭虱は決して不潔だから感染したのではありません．頭虱だからと差別扱いしてはいけません．学校を休む必要はありませんが，できるだけ早く治療を受けてください．

4）伝染性軟属腫（みずいぼ）（→ p 68）

幼児・小児によく生じ，放っておいても自然に治ることもありますが，それまでには長期間を要するため，周囲の小児に感染することを考慮して治療します．プールなどの肌の触れ合う場ではタオルや水着，ビート板や浮き輪の共用を控えるなどの配慮が必要です．この疾患のために，学校を休む必要はありません．

5）伝染性膿痂疹（とびひ）（→ p 58）

水ぶくれや糜爛（びらん）からの浸出液を触ったり，引っ掻いたりすると，中の細菌で次々にうつります．とくに鼻の入り口には原因の細菌が沢山いるので鼻をいじらないようにしましょう．

病変が広範囲の場合や全身症状のある場合は学校を休んでの治療を必要とすることがありますが，病変部を外用処置して，きちんと覆ってあれば，学校を休む必要はありません．

（日本臨床皮膚科医会・日本小児皮膚科学会・日本皮膚科学会・日本小児感染症学会）

皮膚の学校感染症とプールに関する統一見解

プールに入ってもいいの？

1）伝染性膿痂疹（とびひ）（→ p 58）
かきむしったところの滲出液，水疱内容などで次々にうつります．プールの水ではうつりませんが，触れることで症状を悪化させたり，ほかの人にうつす恐れがありますので，プールや水泳は治るまで禁止して下さい．

2）伝染性軟属腫（みずいぼ）（→ p 68）
プールの水ではうつりませんので，プールに入っても構いません．ただし，タオル，浮輪，ビート板などを介してうつることがありますから，これらを共用することはできるだけ避けて下さい．プールの後はシャワーで肌をきれいに洗いましょう．

3）頭虱（あたまじらみ）（→ p 96）
アタマジラミが感染しても，治療を始めればプールに入って構いません．ただし，タオル，ヘアブラシ，水泳帽などの貸し借りはやめましょう．

4）疥癬（かいせん）（→ p 89）
肌と肌の接触でうつります．ごくまれに衣類，寝床，タオルなどを介してうつることがありますが，プールの水ではうつることはありませんので，治療を始めればプールに入っても構いません．ただし，角化型疥癬の場合は，通常の疥癬と比べ非常に感染力が強いので，外出自体を控える必要があります．

（日本臨床皮膚科医会・日本小児皮膚科学会・日本皮膚科学会）

索引

欧文

Becker 母斑　226
Bowen 様丘疹症　75
Carney complex　211
CSMH (congenital smooth muscle hamartoma)　226
EB ウイルス　122
Forchheimer 斑　102
ILVEN (inflammatory linear verrucous epidermal nevus)　219, 220
ISSVA 分類　174
Klippel-Trenaunay-Weber 症候群　188
KOH 顕微鏡検査　84
Koplik 斑　99
LEOPARD 症候群　193
McCune-Albright 症候群　201
MRSA　60
NMF　3
PA 値　5
Peutz-Jeghers 症候群　193
PPD 値　5
shagreen patch　215, 228
SPF 値　5
SSSS (staphylococcal scalded skin syndrome)　63
Stevens-Johnson 症候群　149
Sturge-Weber 症候群　188

和文

あ

アシクロビル　107
アタマジラミ　96
アダパレン　128
アトピー性白内障　42
アトピー性皮膚炎　9, 22, 35, 68, 151
アトピー素因　35
アトピー体質　129
アナフィラキシーショック　136
あざ　170
あせも　29
あせものより　33
亜鉛華軟膏　26, 32, 53, 55
足白癬　85
　──, 角質増殖型　85
　──, 趾間型　85
　──, 小水疱型　85

い

イオウ　91
イカリジン　7
イトラコナゾール　88
イベルメクチン　91
いぼ　72
いんきんたむし　81
伊藤白斑　214
異所性蒙古斑　203, 206
苺状血管腫　180
陰股部白癬　81

う・え

ウンナ母斑　177
エフィナコナゾール　84
エンテロウイルス　113
液体窒素凍結療法　71, 74, 75
円形脱毛症　129
　──, 全頭部型　129
　──, 多発型　129
　──, 単発型　129
　──, 汎発型　129
　──, びまん性　129
　──, 辺縁型　129
炎症性線状疣贅状表皮母斑　219, 220

お

おむつかぶれ　51
おむつ皮膚炎　51
黄色ブドウ球菌　33, 58, 65
太田母斑　202, 207

か

カバーマーク　194
カフェオレ斑　197
カポジ水痘様発疹症　77
カモフラージュメイク　234
カルバマゼピン　148
カンジダ感染症　82
カンジダ症　53, 80
カンジダ性指間びらん症　82
化学熱傷　142
化膿性肉芽腫　160
家族歴　28
痂皮性膿痂疹　60
貨幣状湿疹　44
鵞口瘡　82
疥癬　89
角化型疥癬　90
角化症　151
角質細胞間脂質　3
汗疹　29
汗貯留症候群　29
汗疱　87
眼球メラノーシス　203
顔面単純性粃糠疹　43
顔面毛包性紅斑黒皮症　154

き

偽ダリエ徴候　226
吸引水疱植皮療法　234
急性蕁麻疹　47
巨大色素性母斑　192

く

黒あざ　190
黒なまず　83

け

ケブネル現象　233
ケルスス禿瘡　80
血管奇形　170, 175
血管腫　170
　——，局面型　181
　——，混合型　181
　——，腫瘤型　181
　——，皮下型　181
血管性腫瘍　175
血管線維腫　215
結合織母斑　228
結節性硬化症　214
限局性強皮症　230
限局性白皮症　215

こ

コクサッキーウイルス　113
固定薬疹　148
口腔カンジダ症　82
抗ウイルス薬　79, 107
抗菌薬　34, 60, 61, 119
抗真菌外用薬　26
抗真菌薬　53, 84, 87
抗ヒスタミン薬　42, 48, 136, 138
紅色汗疹　30

さ

サイトメガロウイルス　122
サットン母斑　191
サメ肌　151
サモンパッチ　177

サンスクリーン 4
サンタン 5
サンバーン 5
さざ波様色素沈着 42

し

ジカウイルス感染症 103
しもやけ 140
脂腺母斑 222
脂漏部位 24
紫外線 4
紫外線吸収剤 5
紫外線散乱剤 5
紫外線療法 234
歯肉口内炎 76
色素異常 170
色素血管母斑症 207
色素血管母斑症Ⅱ型 218
色素性蕁麻疹 162
色素性母斑 190
湿疹 87
若年性黄色肉芽腫 167, 199
若年性黒色腫 195
重症熱性血小板減少症候群 95
小レックリングハウゼン斑 198
掌蹠膿疱症 87
神経線維腫 199
神経線維腫症1型 167, 197, 218
神経皮膚黒色症 192
深在性汗疹 31
新生児期の生理的皮膚変化 22
新生児肛門周囲皮膚炎 54
新生児ざ瘡 24
新生児ざ瘡様変化 24
新生児中毒性紅斑 26
尋常性魚鱗癬 151
尋常性ざ瘡 126
尋常性白斑 215, 231
　──, 分節型 231
　──, 全身型（汎発型）232
尋常性疣贅 72
蕁麻疹 45
蕁麻疹・アナフィラキシー型薬疹 148

す

スキンケア 2, 14
ステロイド外用薬（軟膏）
　　11, 26, 32, 42, 44, 53, 136, 138, 165, 234
　── の顔面への使用方法 12
　──, 漸減 15, 17
　── のランク 12
スピッツ母斑 195
ズック靴皮膚炎 87
水晶様汗疹 29
水痘 105
水痘帯状疱疹ウイルス 105
水疱性膿痂疹 58

せ

せつ 66
せつ腫症 66
ぜにたむし 81
正中部母斑 177
青色母斑 210
石灰化上皮腫 158
接触皮膚炎 51
先天性色素性母斑 190
先天性皮膚欠損症 223
先天性風疹症候群 103
尖圭コンジローマ 75
線状苔癬 165

そ

爪甲線条母斑 191
爪甲白癬 82
総合感冒薬 148

増殖細胞型青色母斑 210

た

タクロリムス外用薬（軟膏） 42, 136
ダドレス 194
ダリエ試験 164
たむし 85
体部白癬 81
帯状疱疹 108
大レックリングハウゼン斑 199
脱色素性母斑 212
　──, 孤発型 214
　──, 全身型 214
　──, 分節型 214
単純黒子 190
単純性血管腫 174, 187
単純ヘルペス 76
単純疱疹ウイルス 76

ち

チャドクガ皮膚炎 138
遅延型アレルギー 134
中心臍窩 69
中毒性表皮壊死症 149
虫刺症 134

つ

通常型疥癬 90
通常型青色母斑 210

て

テルビナフィン 88
ディート 7
デニー・モルガン徴候 42
デング熱 103
手足口病 113

手白癬 82
低温熱傷 142
天然保湿因子 3
点状陥凹 132
点状集簇性母斑 191
伝染性紅斑 110
伝染性単核球症 122
伝染性軟属腫 68
伝染性軟属腫ウイルス 68
伝染性膿痂疹 58
電気焼灼 74
電撃症 142
癜風 80, 83

と

とびひ 58
凍瘡 140
頭部白癬 80
突発性発疹 120

な

永山斑 120
軟属腫小体 69

に

ニコルスキー現象 63
にきび 126
日本紅斑熱 95
乳児寄生菌性紅斑 53, 82
乳児血管腫 180
乳児脂漏性湿疹 24
乳児脂漏性皮膚炎 22
乳児湿疹 22
乳児多発性汗腺膿瘍 33

ね

ネコノミ刺症　136
熱傷　142
　──, Ⅰ度　143
　──, Ⅲ度　144
　──, 深達性Ⅱ度　144
　──, 浅達性Ⅱ度　143

は

ハチ刺症　137
バラシクロビル　107
はしか　98
はたけ　43
播種状紅斑丘疹型薬疹　148
白色癜風　216
白色粃糠疹　43
白色ワセリン　53, 55
白癬　80
抜毛症　130
抜毛癖　130
汎発性黒子症　193
瘢痕切除術　185

ひ

ヒゼンダニ　89
ヒトパピローマウイルス　72
ヒトパルボウイルス　110
ヒトヘルペスウイルス　120
日焼け止め　4
皮脂膜　3
肥満細胞腫　162
肥満細胞症　162
非ステロイド性抗炎症外用薬（軟膏）
　　　　　　　　　26, 53, 55
表皮嚢腫　156
表皮ブドウ球菌　58, 65
表皮母斑　219

貧血母斑　199, 217

ふ

フェノトリン　91, 97
ブドウ球菌性熱傷様皮膚症候群　61
ブヨ（ブユ）刺症　136
ブラシュコ線　213
プロアクティブ療法　18
プロプラノロール　173, 184
風疹　101
風疹ウイルス　101
粉瘤　156
分離母斑　191
蚊刺症　134

へ

ヘルトゲ徴候　42
平滑筋母斑　226
扁平母斑　197
扁平疣贅　74

ほ

ポイキロデルマ様皮膚変化　42
ポートワイン母斑　174, 187
ほくろ　190
保湿　25, 32, 155
保湿薬　2, 15, 43
母斑　170
母斑細胞母斑　190

ま

マダニ刺症　93
まだら症　215
麻疹　98
麻疹ウイルス　98
慢性活動性 EBV 感染症　122

慢性蕁麻疹　47
慢性痒疹　136

み

水いぼ　68
水疱瘡　105
水虫　85
三日ばしか　101

む・め

虫よけ剤　7

メラノーシス　192
メラノサイト　190, 202
面皰　126

も

モルスクム反応　69
毛孔一致性丘疹　16, 41
毛孔性角化症　154
毛孔性苔癬　154
毛根腫　158
毛細血管拡張性肉芽腫　160
毛細血管奇形　187
毛母腫　158
毛包炎　65
蒙古斑　206

や

薬剤性過敏症症候群　120, 148
薬疹　147

ゆ

有毛性褐青色斑　199
有毛性色素性母斑　190
疣贅状表皮母斑　220

よ

ヨクイニンエキス　71, 74
予防接種　98, 101, 107
予防的間欠投与　19
葉状白斑　214
溶血性連鎖球菌（溶連菌）　58, 117
溶連菌感染症　117
癰　66

ら・り

ライム病　94

リアクティブ療法　18
リドカイン含有局所麻酔薬　70
りんご病　110
立毛筋母斑　226
粒起革様皮膚　215, 228

る

ルリコナゾール　84
類器官母斑　222
類表皮嚢腫　156

れ

レーザー治療　170, 185, 189, 201, 204, 208
列序性表皮母斑　220

編著者紹介

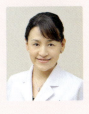

佐々木 りか子（ささき りかこ）
医療法人社団梨仁会 梨の花ひふ科院長

1981年日本医科大学医学部卒業．日本医科大学皮膚科学教室助手，国立小児病院皮膚科医長，国立成育医療研究センター病院皮膚科医長を経て，2008年りかこ皮フ科クリニック（現 医療法人社団梨仁会 梨の花ひふ科）開設．
日本小児皮膚科学会事務局長／学校保健委員会副委員長，日本臨床皮膚科医会東京都皮膚科医会副会長，日本医科大学皮膚科学教室客員講師．
小児のアトピー性皮膚炎，スキンケア，小児の円形脱毛症を専門としている．乳児と幼児だった我が子達を抱えながら小児病院の職に就いた当時，外来で目の前に座るお母さん達は自分と等身大だった．今や，目の前のお母さんは娘の世代．お母さん達に，昔より少し自信をもってものが言えるようになったのは，私自身が患者さんとお母さん達に育てていただいたからなんだと，つくづく実感しながら，毎日楽しく診療している．

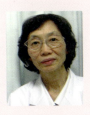

日野 治子（ひの はるこ）
公立学校共済組合 関東中央病院皮膚科特別顧問

1972年群馬大学医学部卒業，同年東京大学皮膚科入局．その後，公立学校共済組合関東中央病院皮膚科および東京大学皮膚科に勤務．1985年公立学校共済組合関東中央病院皮膚科部長，2012年より同特別顧問．
皮膚科は，接触皮膚炎や湿疹などの炎症，膿痂疹や白癬などの感染症，腫瘍のように外科的処置が必要なものなど皮膚そのものの疾患もあるが，内科疾患の症状の一つとして皮膚症状が出る場合もあり，非常に範囲が広い．皮膚病変を表面的のみならず背景の疾患も鑑みて全体から診るように心がけている．さらに，新生児期からの皮膚科の重要性を知っていただくために，学校保健・保育保健に関与し，講演活動にも力を入れている．

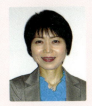

馬場 直子（ばば なおこ）
神奈川県立こども医療センター皮膚科部長／横浜市立大学皮膚科臨床教授

1983年滋賀医科大学医学部卒業．横浜市立大学皮膚科に入局．横須賀共済病院，横浜市立大学助手，講師を経て，1994年神奈川県立こども医療センター皮膚科部長．2015年より横浜市立大学臨床教授を兼任し，学生の講義，臨床実習を担当している．25年間小児皮膚科一筋に診療してきたが，皮膚の疾患は誰の目にも見えるため，ご家族の心配は計り知れないことを常々思い知らされる．できるだけ早く治療すべき疾患と，待機治療でもよい疾患を見極め，成長・発達を見据えたうえで適切な時期に治療介入すること，また皮膚以外の他臓器の症状がないかということにも目を向けることが大切である．いつの時代も子ども達は宝であり，健やかな皮膚と身体と心をはぐくんでいくことが我々大人の責務であると考えている．